Makrobiotik: Eine Einladung zu Gesundheit und Glück

Georges Ohsawa und Herman Aihara

महजीवः

Übersetzung aus dem Amerikanischen von Eberhard Jung.

Titel der Originalausgabe: *Macrobiotics: An Invitation to Health and Happiness.*
© 1971 by The George Ohsawa Macrobiotic Foundation in Oroville, California, USA.
Erstveröffentlichung 1971 ebenda ISBN 0-918860-02-4
2. Auflage   1971 ebenda
3. Auflage   1976 ebenda
4. Auflage   1976 ebenda
5. Auflage   1978 ebenda
6. Auflage   1984 ebenda

****

Die Kalligraphie von Georges Ohsawa auf Seite VII bedeutet:

Makrobiotik ist ein Weg zum Glück.
Was einen Anfang hat, hat auch ein Ende.
Jede Vorderseite hat eine Rückseite.
Je grösser die Vorderseite, desto grösser die Rückseite.

Georges Ohsawa

****

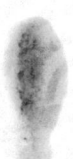

1984

© der deutschen Ausgabe:

VERLAG MAHAJIVA WOLFGANG CHRISTALLE
D-48366 Holthausen/ü.Münster

ISBN 3-924845-06-9

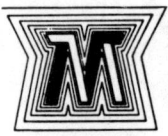

2. Auflage 1987
3. Auflage 1989
4. Auflage 1997

Vorwort

Die orientalische Wissenschaft und Philosophie sind praktisch und sinnvoll. Letzteres ist die Makrobiotik, in die ich Sie mit diesem Buch einführen werde. Ersteres ist die Physiognomie, die ich Sie lehren werde, damit Sie begreifen können, was orientalische Wissenschaft bedeutet. Die orientalische Wissenschaft schließt die Medizin, die auf der Beobachtung der Erscheinungsformen beruht, mit ein. Die Schlußfolgerung der Theorie beruht jedoch auf einem Prinzip des Lebens oder der Ordnung des Universums: Yin und Yang. Durch die Anwendung des Prinzips von Yin und Yang kann sich jede Wissenschaft oder Philosophie auf das praktische tägliche Leben beziehen, und wird ihren Weg nicht in einem analytischen Partikularismus oder in akademischem Wissen verlieren.

Die westliche Wissenschaft hat ebenso versucht, das Glück im Leben des Menschen zu schaffen. Durch den Mangel eines grundlegenden Lebensprinzips hat sie jedoch Verwirrung gestiftet bei dem Versuch, viele Probleme zu lösen - Krebs, Herzleiden, Geisteskrankheiten, Diabetes, Gebrauch von Drogen, Fehlgeburten, Geburtenkontrolle, Allergie, Kriminalität, soziale Mißstände, Umweltverschmutzung, Überbevölkerung, Armut, usw.

Welche Probleme auch immer wir lösen wollen, wir sollten damit bei uns selbst beginnen. Das ist die orientalische Methode. Eine glückliche Gesellschaft muß gebaut werden auf glücklichen Individuen. Jedermanns Glück hängt von seiner Gesundheit ab. Seine Gesundheit ist seine körperliche Konstitution und seine körperliche Verfassung, die sich in seinem Gesicht, seinen Augen, seiner Nase, seinen Ohren, seinen Haaren usw. widerspiegeln.

Die orientalische Physiognomie beruht auf der Biologie, der Physiologie und der Embryologie. Sie ist sinnvoll und verblüffend. Sie erzählt jemandes Schicksal durch sein Gesicht und seine Knochenstruktur. Die Makrobiotik lehrt den Mechanismus solcher physischen Zusammensetzungen. Daher kann man sowohl einen Zustand physischen Glücks schaffen, als auch Krankheit in Gesundheit umwandeln.

Der Mensch ist ein freies Tier, das sein Schicksal verändern kann. Die Makrobiotik ist die Lehre von dem Weg dieser Veränderung. Wer sich nicht zu verändern weiß, der muß weiter Sklave bleiben, von Geld, von einer Arbeitsstelle; ein Mensch, der monoton und mechanisch sein Leben verbringt und allein von Ruhm und Stellung abhängt. Wenn Sie frei von solcher Abhängigkeit sein wollen, müssen Sie zuerst gesund sein. Dieses Buch ist für Menschen, deren Ziel Gesundheit und Glück ist, *durch* und *für* sich selbst.

Für solche Menschen ist die orientalische Physiognomie sinnvoll. Hier ist ihr Geheimnis, in „Kurzfassung":

1. Die Ohren

Jemand mit großem Ohrläppchen wird ein glücklicheres Leben haben. Einer, dessen Ohrläppchen deutlich vom Kopf absteht, wird gutes Glück, Langlebigkeit und Sicherheit im Leben haben. Einer, der kein Ohrläppchen hat, wird unglücklich sein. Glücklich ist derjenige, dessen Ohren flach an der Gesichtsseite anliegen, so daß sie von vorne kaum zu sehen sind. Unglücklich ist derjenige, dessen Ohren weit abstehen, wie bei einem Hasen.

2. Die Augen

Ein Mann wird glücklicher, wenn er kleine schmale Augen (wie ein Schlitz) hat. Eine Frau wird glücklicher, wenn sie kleine, aber runde und weitgeöffnete Augen besitzt. Hervortretende Augen sind ein Zeichen für ein schwaches Herz. Solche Augen sind Anzeichen für unregelmäßige Menstruation bei Frauen. Sie sagen bei Männern wie bei Frauen ein schwieriges Leben voraus.

3. Sanpaku-Augen

Die Beobachtung der Augen ist der erste Schritt der orientalischen Physiognomie.

a. 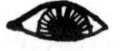 Dieses Auge ist das Zeichen für die große Vitalität der aufgehenden Sonne. Jemand, der solche Augen hat, kennt weder Furcht noch Unsicherheit. Alle Säuglinge sind so.

b. 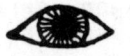 Dies ist ein normales Auge. Jemand, der solche Augen hat, kann glücklich und gesund sein.

c. 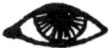 Dies ist der Anfang von Sanpaku, da das Weiße zwischen der unteren Seite der Iris und dem unteren Augenlid zu erscheinen beginnt, Jemand, der solche Augen hat, beginnt Trägheit zu zeigen.

d.  Vollständig Sanpaku. Einer, der solche Augen hat, ist mißtrauisch, angstvoll, unsicher, schnell mißzuverstehen und passiv. Herz, sexuelle Organe, Leber, Nieren und Lunge sind sehr krank. Er kann keine Versprechen halten, verschwendet Zeit, hat ein schlechtes Gedächtnis, ist anfällig für Unfälle und einen traurigen Tod. Lincoln, J.F.Kennedy, Hitler, Lenin, Stalin, Tyrone Power, Marilyn Monroe, sie alle waren Sanpaku. Die meisten politischen Führer haben solche Augen. Das ist die Hauptursache für die Weltkrisen und Kämpfe, die heute existieren. Die Personen auf Steckbriefen in den Postämtern der Vereinigten Staaten haben solche Sanpaku-Augen. Die meisten Kriminellen, Diebe, Selbstmörder und andere Personen, die vom FBI gesucht werden, haben solche Augen.

e. 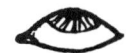 Wenn man stirbt, wandert der schwarze Teil des Auges nach oben. Das ist das Zeichen des Todes.

Wenn ein Taxifahrer Sanpaku ist, ist es besser, eine Fahrt in seinem Auto zu vermeiden. Betrachten Sie Ihr Gegenüber, mit dem Sie diskutieren oder verhandeln, weil er listig ist. Letztendlich ist immer derjenige der Gewinner, der nicht Sanpaku ist.

· Jemand, der Sanpaku-Augen hat, muß sie so schnell wie möglich heilen. Betrachten Sie die Augen Ihrer besseren Hälfte! Wenn er oder sie Sanpaku ist, so müssen Sie es ändern. Anderenfalls wird Ihre Ehe unglücklich sein.

Sanpaku beim Mann	- Impotenz
Sanpaku bei der Frau	- Unregelmäßigkeiten in den Eierstöcken, bei der Menstruation, Fehlbildungen der Gebärmutter, Unlust an Sex, Unfähigkeit zur Empfängnis.

4. Die Gesichtsform

Das Gesicht eines Mannes sollte eine ovale Form haben, so wie von Getreidekörnern. Eine quadratische Form hat das Gesicht bei fleischfressenden Tieren - zum Beispiel ein Tiger oder eine Katze. Jemand, der eine Δ Kopfform hat, ist aggressiv, aktiv, lustvoll, jedoch zuweilen gewaltsam. Sie ist gut für Männer, nicht aber für Frauen, weil sie diese zu Trennung und Ehescheidung verleiten wird.

Jemand, der eine ∇ Gesichtsform besitzt, ist passiv und schüchtern und hat wenig Mut und Entscheidungskraft. Oft ist er exklusiv und unglücklich. Das Gesicht eines Mannes ist normalerweise kürzer als das einer Frau. Das Gesicht einer Frau ist normalerweise länger als das eines Mannes.

5. Die Haare

Jemand, der rotes Haar hat, ist temperamentvoll. Graues Haar ist die Folge von einem Zuviel an tierischen Nahrungsmitteln. Ein solcher Mensch neigt zu Gehirnblutungen, Herzanfällen, Rheumatismus und Gicht. Haarausfall ist ein Zeichen für zuviel Vitamin C und weist auf eine schwache sexuelle Kraft hin.

6. Kahlheit

Kahlheit am Vorderkopf wird durch einen zu hohen Vitamin-C-Genuß verursacht und weist auf Impotenz oder ein schwaches Herz hin. Kahlheit auf der Oberfläche des Kopfes wird durch zuviel tierisches Eiweiß verursacht und ist bezeichnend für ein schwaches Gemüt, Härte und eine Neigung zu sexueller Oberaktivität.

7. Die Haut

Haut, die geschmeidig ist, eine gute Beschaffenheit besitzt und gegenüber jeder Verletzung beständig ist, ist ein Zeichen für eine gute Gesundheit. Unreine Haut (Akne, Ausschlag, rauhe Haut oder solche, die irgendwelche Krankheitszeichen zeigt) wird zumeist durch zuviel Zucker verursacht. Der Grund für blasse Haut liegt an übermäßiger Zufuhr von Früchten.

8. Körperhaare

Eine Frau, welcher Haare unter der Nase wachsen, und die sowohl an den Armen als auch Beinen stark behaart ist, hat kranke Eierstöcke oder eine kranke Gebärmutter. Sie dürfte zeitweise männliche Hormone erzeugen. Sie ist ein „Manns-Weib", die keine dauernde Ehe haben wird; sie wird bald geschieden sein. Ebenso gibt es einen „weibischen Mann", der nicht imstande ist, seine Gattin zu befriedigen. Daher wird er kein glückliches Leben haben.

Makrobiotik: Eine Einladung zu Gesundheit und Glück

Mir scheint, daß das äußerste Bedürfnis des Menschen das Verlangen nach dem Glück ist. Jedoch finde ich nur selten einen Menschen, dessen Leben wirklich glücklich ist. Viele leben in Beschwerden, Unzufriedenheit, Angst und Verzweiflung. Selbst ein glücklicher Mensch kann selten über ein oder zwei Jahre hinweg glücklich bleiben, ohne einen Autounfall, eine Scheidung, eine Trennung, einen Herzanfall oder Krebs zu erleiden. Wenn er über die Dauer von zehn Jahren hinaus glücklich ist, so sollte man ihn ins Museum bringen, weil diese Sorte Mensch in unserer Gesellschaft ausgestorben ist.

Wurden wir in diese Welt geboren, um zu leiden und um siebzig oder achtzig Jahre lang ein erbärmliches, unglückliches Leben zu verbringen? Wie erbärmlich sind wir doch, wenn wir auch nur eine kurze Zeit unseres Lebens in Angst und Unsicherheit, in Qual und Traurigkeit verbringen!

Hiermit führe ich Sie ein in eine einfache und praktische Ernährungsweise, die Sie zu einem freudvollen, glücklichen, wunderbaren Leben führen wird, Diese Ernährungsweise war ein Grundprinzip der wichtigsten orientalischen Religionen, bis das intellektuelle Denken des westlichen Menschen eine so praktische Lehre aufgab und die Entwicklung von Wissenschaft und Technologie ihren Nutzen überschattete.

Mein Ziel der Niederschrift dieses kleinen Büch-
leins ist, Sie in die Art und Weise des Essens und
der Auswahl der Nahrungsmittel, die letztendlich zu
wahrem ewigem Glück führen wird, einzuweisen.

I. Was ist Glück?

Zunächst einmal müssen wir nur eines - nichts
anderes - lernen: Glück. Jedermann sucht Glück. Wie
lautet die Definition von Glück?

Es gibt zahlreiche abendländische Definitionen
des Wortes Glück. Laut Kant ist „das private Glück
das direkte Gegenteil des Prinzips der Sittlichkeit".
Er dachte, das Glück würde „aus der Befriedigung all
unserer Wünsche" bestehen. Folglich gibt es keine universelle Lösung des Problems, wie man glücklich wird.

Locke sagte folgendes: „Obwohl alle Wünsche des
Menschen zum Glück hin tendieren, werden sie dennoch
nicht alle von demselben Objekt bewegt. Die Menschen
mögen verschiedene Dinge wählen, und doch wählen sie
alle richtig." Die alten Philosophen, mit denen Locke
nicht übereinstimmt, bestehen darauf, daß eine Wissenschaft der Ethik von einem grundlegenden Prinzip abhängt, welches auf dieselbe Art und Weise für alle
Menschen selbst-verständlich ist. Wenn der Gehalt von
Glück das ist, was jeder einzelne Mensch davon hält,
so beruht das Glück nicht auf diesem Prinzip; denn
es gibt keine universell anwendbare Definition von
Glück. Mit seiner Vorstellung davon, wie das Glück
sich zusammensetzt, mag der eine genauso recht haben wie ein anderer. Die Tatsache, daß alle Menschen darin übereinstimmen, den Namen „Glück" dem
zu geben, was sie letztendlich wollen, führt zu
nichts anderem als zu einer nominalen Übereinstimmung. Solch eine nominale Übereinstimmung ist nach
Meinung von Aristoteles und Aquin nicht ausreichend,
um eine Wissenschaft der Ethik mit Regeln für das
Streben nach dem Glück, die universell auf jeden
Menschen anwendbar sein sollen, zu begründen. Das
offensichtlichste Zeichen für einen glücklichen
Menschen ist laut Aristoteles, daß er nichts will
oder alles hat. Ein glückliches Leben läßt nichts
zu wünschen übrig. Aquin definierte das Glück genauso wie Aristoteles.

Nach Plotin ist Glück eins mit Gerechtigkeit, da
Gerechtigkeit, oder Tugend im allgemeinen, „Gesundheit, Schönheit und Wohlergehen der Seele" darstellt.
Diese Verbindung von Gesundheit und Glück - eines
eine Harmonie der Seele, das andere eine Harmonie
des Körpers - erscheint auch in Freud's Betrachtung
über das menschliche Wohlbefinden. Für Freud
scheint das Ideal der Gesundheit - nicht nur der
bloßen körperlichen, sondern vielmehr der des ganzen
Menschen - Glück mit dem Frieden des Geistes gleich-
zusetzen. „Jeder, der mit einer besonders ungünsti-
gen instinktmäßigen Konstitution geboren ist",
schreibt er, „und dessen Libido-Komponenten nicht
durch die Umwandlungen und Änderungen gehen, die für
die erfolgreichen Leistungen im späteren Leben nötig
sind, wird es schwer finden, das Glück zu erlangen."
Freud hat recht, wenn er meint, daß das Erreichen
von Glück von der körperlichen Verfassung abhängig
ist. Er definiert jedoch dieses Glück nicht.

Mill betrachtete das Erreichen von Glück vom
Standpunkt der Wirtschaft und der Politik aus. Da
das Glück des Menschen durch politische Staaten und
wirtschaftliche Bedingungen begrenzt ist, ist Mills
Standpunkt der, daß das Glück ein illusionäres Ziel
ist. Solch eine Schlußfolgerung in Bezug auf das
Glück bringt uns zur theologischen Betrachtung des
Glücks. Den Theologen zufolge gehört das vollkommene Glück zum ewigen Leben der unsterblichen Seele,
die in der Vision Gottes Ruhe findet und sich mit
dem unendlich Guten vereinigt.

Geht man nach den abendländischen Definitionen,
so ist das Glück eine sehr unglückliche Sache. Sie
alle sind zu konzeptionell, zu philosophisch oder
zu stoisch. Es gibt so viele verschiedene Antworten,
und am Ende sagen sie, daß der wahre Frieden der
Seele nur von wenigen Individuen gefunden werden
kann, und daß Glück nur ein illusionäres Ziel ist.
Mir scheint, daß niemand klar definiert, was Glück
eigentlich ist. Es ist offensichtlich, warum soviel Unglück durch die westliche Welt geschaffen
wurde. Stimmen Sie mit den Konzepten des Westens
überein oder mit dem „Licht aus dem Osten"?

Vor einigen tausend Jahren gab es in China Hunderte von großen Philosophen. Sie arbeiteten zusammen,
um die chinesische Definition von Glück zu prägen:

> 1. Zu leben in interessanter, amüsanter,
>   freudvoller Langlebigkeit, ohne das Alter
>   zu kennen.

2. Sich nicht von Geld beunruhigen zu lassen.

3. Stille und Ruhe im Gemüt zu haben. Nicht
   durch irgendwelche Unfälle, Tragödien oder
   Schwierigkeiten verärgert oder emotional
   aufgewühlt zu werden. Der Mangel an solcher
   Ruhe kann einen frühzeitigen Tod verursachen.

4. Viel Dankbarkeit zu zeigen und es lieben,
   alles in seine Ordnung zu bringen. Ein guter
   Organisator und ein edelmütiger Geber zu
   sein.

5. Nicht der Erste sein zu wollen, der später
   der Letzte sein wird. (In der Bibel wird
   gesagt: „Der Erste wird der Letzte sein, und
   der Letzte wird der Erste sein. Bist Du aber
   der Letzte, so wirst Du der Erste sein, am
   Ende und für immer.")
   Bescheidenheit zu zeigen und eine sehr be-
   scheidene und gemäßigte Person zu sein.

Was halten Sie von dieser chinesischen Definition
des Glücks? Für mich ist sie zu kompliziert, zu
schulmäßig, zu intellektuell, zu philosophisch und
metaphysisch.

Die Inder prägten eine andere Definition des
Glücks, die „Maha Hannya Haramitta Sutra" (oder „Maka
Prajuna Haramitta Shingyo", siehe *The Supreme Judge-
ment Taught by Buddha* veröffentlicht von G.O.M.F.,
Oroville, Kalifornien, USA) genannt wird. Sie besteht
aus nur 262 Wörtern. Es ist sehr schwer, diese Sutra
zu verstehen. Dieses ist die Essenz von Buddhas Lehre.
Nach Buddha gibt es acht Arten von Leiden:

A. Biologische und physiologische Leiden.

   1. Vom Leben selbst her bedingte Schmerzen
      und Leiden.
   2. Krankheit.
   3. Leiden und das Altern.
   4. Vom Tod her bedingte Schmerzen und Leiden.

B. Psychologische Leiden.

   1. Ein früher oder später entstehendes Lei-
      den, hervorgerufen durch die Trennung von
      einem geliebten Menschen.
   2. Das Leiden unter Haß.
   3. Wünsche, die alle Versuchungen dieser
      Welt anziehen. (Versuchungen des Menschen

wie z.B. schöne Frauen zu suchen, delikate Speisen und Getränke, ein komforta-
bles Haus und ein luxuriöses Auto usw.
verursachen Ängstlichkeit, Sorge und
unbefriedigte Qual in ihm.)
4. Leiden, die von der Unfähigkeit und der
Frustration her kommen, nicht zu bekommen, was man will.

Um all diese acht Leiden des Menschen abzuschaffen,
führte Buddha eine neue Lehre mit Namen Buddhismus
ein, die uns lehrt, das Glück durch acht rechtschaf-
fene Wege zu erreichen. Im Buddhismus wird Glück definiert als „Satori" oder „Nirvana".

Meine eigene Definition von Glück ist, alles zu
tun, was man will, und es Tag und Nacht zu genießen
bis an das Ende unseres Lebens, all unsere Träume
zu verwirklichen und von allen während des Lebens
und sogar über den Tod hinaus geliebt zu werden.
Solch ein Leben ist das Glück selbst.

Wenn Sie darin übereinstimmen, werde ich Ihnen
einen Schlüssel geben, durch den Sie solch ein
glückliches Land betreten können. Es scheint unmöglich zu sein, ein solches Leben zu haben.
Mr. Eastman von der Firma Kodak beging Selbstmord.
Sogar Thomas Edison war gegen Ende seines Lebens
sehr traurig. Er war verzweifelt. Nach 80 Jahren
sagte er: „Ich opferte mein ganzes Leben, um 6.000
Erfindungen zu machen. Alle zielten darauf ab, den
Menschen Glück zu bringen, aber nun sehe ich, daß
die Welt nicht glücklicher ist, als sie es 80 Jahre
zuvor gewesen ist." Gandhi kämpfte sein ganzes
Leben lang ohne Waffen gegen das britische Welt-
reich, und er siegte. Er ist wie ein Gott in Indien
und der Welt. Aber auch er starb verzweifelt. Er
verwirklichte die Befreiung aller Inder, aber Indien
war geteilt und getrennt. Er wünschte sich, so
schnell wie möglich ermordet zu werden. Es gibt
viele Beispiele wie dieses Unglück. Aber ich garan-
tiere Ihnen Ihr Glück. Der Weg dahin ist die
Makrobiotik. Es gibt Hunderte von Leuten in
Amerika, die ihr Leben vollständig erneuert und
ein neues begonnen haben.

II. Urteilskraft und Gesundheit ――――――――――――――――

DIE SIEBEN STUFEN (oder EBENEN) der URTEILSKRAFT

STUFE	VERSTEHEN	LIEBE
7) Das Höchste (allumfassend)	Erleuchtung Selbstverwirklichung Do (Aiki-do, usw.) Satori, kosmisches Bewußtsein	Alles umarmend (keine Vorlieben; nichts ist unerträglich)
6) Ideologisch	Philosophie, Religion, Dialektik	spirituell
5) Sozial	Ethik, Moral Wirtschaftslehren	sozial
4) Intellektuell	Wissenschaft, einige Künste	wissenschaftlich (von Erfahrung, Forschung)
3) Sentimental	Literatur, Theater, die meisten Künste	emotional, psychologisch
2) Gefühlsmäßig	Tanz, Gymnastik, bedingte Reflexe	physiologisch, körperlich, erotisch, gefühlsmäßig
1) Mechanisch	Instinktiv unbewußter Reflex; kein Verstehen	instinktmäßig (keine Besonnenheit; nur blinder Appetit)

(Im Japanischen gibt es wenigstens ein Wort für jede der oben beschriebenen Stufen (oder Ebenen) der Liebe)

Beachten Sie:
1) Jemand, der Geld oder Besitz für sich oder seine Kinder anhäuft, befindet sich auf der Urteilsstufe „minus 7".
2) Jemand, der haßt oder Verrat übt, befindet sich auf der Urteilsstufe „minus 3".
3) Jemand, der besondere Vorlieben für etwas (Essen, Trinken usw.) hat, befindet sich auf der zweiten Urteilsstufe.
4) Jemand, der nach dem Wissen von Wissenschaft und Religion lebt, befindet sich auf der zweiten Urteilsstufe. Wer jedoch solches Wissen zum Zweck des intellektuellen Wachstums studiert, befindet sich auf der vierten Urteilsstufe.

BERUF	ART UND WEISE DES ESSENS
Ein glücklicher Mensch, der sich das ganze Leben hindurch amüsiert, indem er alle seine Träume ver-wirklicht	Alles, was er will, mit gro-ßer Freude und Dankbarkeit
Schaffen von Ideen, Denker Schriftsteller, Literat	Nach einer Ernährungslehre oder einem religiösen Prinzip
Organisator	Konformist
Verkäufer von Wissen und Techniken	Entsprechend der gerade modernen Ernährungstheorie
Verkäufer von Gefühlen	Gourmet (Feinschmecker)
Verkäufer von Vergnügen; Prostituierte,Schauspieler, Händler,Werbefachmann	Gourmand (Vielfraß)
Verkäufer seines Lebens; arbeitender Sklave; Gehaltsempfänger	Ausschließlich geleitet von Hunger und Durst

5) Jemand, der etwas oder jemanden nicht mag, der es immer schwer hat und klagt, ist niedriger als die sechste Ur-teilsstufe.
6) Jemand, der Schwierigkeiten willkommen heißt und her-ausfordert, ist fähig, die Höchste Urteilsstufe zu er-reichen.
7) Jemand, dessen Lebensziel darin besteht, Satori oder die Höchste Gesundheit zu erlangen, ist ein Anwärter auf die siebte Stufe der Urteilskraft.

Um sein Glück zu erreichen, muß man die Höchste Urteils-kraft und Gesundheit besitzen. Der Weg, auf dem man dorthin kommt, ist die Makrobiotik. Diese ist eine Lebensweise, bei der man Anweisungen befolgt, die von der Ordnung des Univer-sums oder dem Prinzip der Ein-heit abgeleitet sind.

Die makrobiotische Ernährungsweise verbessert die Gesundheit
und das klare Denken. Daher verbessert sie die Wirksamkeit von
Studium oder Arbeit. Derjenige, der die makrobiotische Ernährungsweise einhält, kennt keine Müdigkeit und kann daher doppelt wirksam arbeiten und doppelt so viel erreichen wie andere
Leute. Jedermann mag ihn, da er eine gute Stimmung bewahren
kann. Mit der Makrobiotik können Athleten ihre Leistungen verbessern und Rekorde im Schwimmen, beim Marathonlauf, beim Base-
ball usw. aufstellen; Künstler können rasche Fortschritte beim
Malen, in der Musik, beim Tanzen usw. erzielen. Menschen, die
dunkele, verdrießliche Gesichter haben, werden Heiterkeit und
Intelligenz ausstrahlen. Frauen werden jünger und schöner, und
es werden ihnen reichlich Haare wachsen. Sie werden so vielen
Kindern das Leben schenken, wie Sie möchten. Sie können sich
sogar das Geschlecht des Kindes wählen, das geboren werden
wird.

III. Sieben Bedingungen der Gesundheit
(Selbstdiagnose der Gesundheit)

Ehe Sie meine diätetischen Richtlinien befolgen, wäre es gut
für Sie, Ihren Gesundheitszustand nach den folgenden sieben Bedingungen abzuschätzen. Die ersten drei Bedingungen sind physiologisch: Wenn Sie sie sämtlich erfüllen, können Sie fünfzehn
Punkte d.h. fünf für jede erzielen. Für die vierte, fünfte und
sechste, die psychologischer Natur sind, werden jeweils zehn
Punkte vergeben. Die siebte und wichtigste Bedingung von allen
ist fünfundfünfzig Punkte wert. Das sind insgesamt einhundert
Punkte. Auf jeden Fall sollten Sie diese Selbstbefragung vor-
nehmen, bevor Sie die makrobiotische Ernährungsweise versuchen,
und noch einmal einen oder zwei Monate danach.

1. Keine Müdigkeit: 5 Punkte
Sie sollten sich nicht müde fühlen. Wenn Sie sich erkälten,
heißt das, daß Ihr Organismus schon seit vielen Jahren müde
ist. Sogar wenn Sie innerhalb zehn Jahren einmal eine Erkäl-
tung bekommen, ist das ein schlechtes Zeichen, denn es gibt
keinen Vogel, kein Insekt, die sich jemals erkälten, selbst
in kalten Ländern und bei kaltem Wetter. Müdigkeit schlägt
sich auch in der Mentalität nieder. Neigen Sie zu der Fest-
stellung: „Es ist zu schwierig", „Es ist unmöglich" oder
„Darauf bin ich nicht vorbereitet", zeigen Sie Ihre Müdigkeit.
Sind Sie wirklich gesund, sind Sie in der Lage, Schwierigkeiten eine nach der anderen zu überwinden und zu verjagen,

wie ein Hund ein Kaninchen jagt. Neigen Sie dazu, Schwierigkeiten aus dem Weg zu gehen, dann sind Sie allerdings ein Schwächling.

Wir müssen Abenteurer im Leben sein, weil das Morgen eine ungewisse Welt ist. Je größer die Schwierigkeit, desto größer die Freude. Diese Einstellung ist das Zeichen, daß Sie frei von Müdigkeit sind.

Müdigkeit ist die wahre Grundlage aller Leiden. Sie können sie heilen ohne jede Medizin, wenn Sie den makrobiotischen Weg zu Langlebigkeit und Verjüngung verstehen und durchführen.

2. Guter Appetit: 5 Punkte

Wenn Sie nicht jede einfache Nahrung mit der tiefsten Dankbarkeit gegenüber Gott, dem Schöpfer, mit Freude und Vergnügen zu sich nehmen können, ist das ein Zeichen, daß Sie an Appetitmangel leiden. Wenn Sie einfachen ungeschälten Reis oder Vollkornbrot sehr appetitanregend finden können, dann haben Sie guten Appetit und einen gesunden Magen. Guter Appetit ist die Gesundheit selbst.

Sexuelles Verlangen und freudige Befriedigung sind eine wesentliche Bedingung des Glücks. Wenn ein Mann oder eine Frau kein sexuelles Verlangen und Vergnügen kennen, bedeutet das, daß er oder sie die natürliche Ordnung des Menschen verletzt, die eine spezifische Äußerung der Ordnung des Universums - Yin und Yang - ist. Die Verletzung der Ordnung des Menschen (Originalfassung: „Die Verletzung der Ordnung des Universums") durch Unwissenheit kann nur zu Krankheit und Geistesstörung führen. Diejenigen, die impotent sind, hassen die Sexualität. Alle diejenigen, die sich ärgern und zornig sind, innerlich oder nach außen, können niemals das Königreich des Himmels betreten.

3. Tiefer und guter Schlaf: 5 Punkte

Wenn Sie im Schlaf sprechen oder Träume und Alpträume haben, schlafen Sie nicht tief und gut. Sind Sie mit vier bis sechs Stunden Schlaf voll und ganz befriedigt, dann ist Ihr Schlaf gesund. Können Sie keinen tiefen Schlaf finden innerhalb drei bis vier Minuten, nachdem Sie Ihren Kopf auf das Kissen gelegt haben, unter allen Umständen, zu jeder Zeit, zeigt das, daß Ihr Herz nicht frei von Furcht ist. Wenn Sie nicht zur gewünschten Zeit,(die Sie selbst vor dem Zubettgehen festgesetzt haben) aufstehen können, zeigt das, daß Ihr Schlaf unvollkommen war.

4. Gutes Gedächtnis: 10 Punkte

Wenn Sie nichts von dem, was Sie sehen oder hören, vergessen, ist das ein Zeichen von guter Gesundheit. Mit Hilfe der makrobiotischen dialektischen Richtlinien können Sie Ihr Gedächtnis wiederherstellen und unendlich stärken. Das Gedächtnis ist der wichtigste Faktor in unserem Leben, wie es auch die Grundlage unserer Urteilskraft ist. Der gute

Yogi oder der buddhistische oder christliche Heilige -
stets haben sie ein unendliches Gedächtnis. Sie können
sich sogar ihr früheres Leben vergegenwärtigen. Sie können dies bei einem Diabetiker sehen, der sein Gedächtnis
seiner Krankheit wegen verloren hat. Bei Einhaltung der
makrobiotischen Richtlinien wird der Diabetiker sehr schnell
sein verlorenes Gedächtnis zurückgewinnen. Das gilt nicht
nur für die Zuckerkranken; selbst ein Schwachsinniger, Gei-
steskranker oder Neurastheniker kann sein ursprüngliches
Gedächtnis zurückbekommen. Makrobiotische Studenten erzielen leicht gute Erfolge aufgrund ihres guten Gedächtnisses.
Dafür haben wir viele Beispiele. Durch das Gedächtnis können wir eine gute Urteilskraft bekommen und dann unser
Glück erreichen. Gutes Gedächtnis ist die Grundlage von
Glück.

5. Gute Laune (frei von Ärger): 10 Punkte
    Ein Mensch von guter Gesundheit sollte unter jedweden Um-
ständen heiter und freundlich sein, furchtlos und ohne zu
leiden. Ein solcher Mensch wird glücklicher, tapferer und
begeisterter sein, selbst wenn seine Schwierigkeiten zuneh-
men und die Zahl seiner Feinde wächst. Ihr Wesen, Ihre Stimme, Ihr Verhalten und sogar Ihre Kritik sollten tiefe Dankbarkeit gegenüber allen offenbaren, die sich in Ihrer Gegen-
wart befinden. All Ihre Worte sollten Ausdruck Ihrer tiefen
Dankbarkeit und Freude sein, den Gedichten Tagores gleich.
Wir sollten glücklich und guter Laune sein, wie ein Junge,
der ein großartiges Geschenk bekommen hat. Sind wir es nicht,
zeigt das einen Mangel an guter Gesundheit. Der gesunde
Mensch wird niemals ärgerlich!
    Wenn Sie auch nur eine geringfügige Klage mentaler, physi-
ologischer oder sozialer Natur haben, wenn Ihnen nahe treue
Freunde fehlen, wäre es gut für Sie, meine Richtlinien einzu-
halten und eine kleine Portion Kombu oder Wakame (ungekocht)
zu essen, um die Säure in Ihrem Körper zu neutralisieren.
Sie können den Wahrheitsgehalt dieser Behauptung überprü-
fen, indem Sie es an einem Ihrer Kinder ausprobieren. Hören
Sie auf, Zucker, Honig, Eiskrem, Schokolade usw., die sein
Blut säuern, ihm zu geben. Ein sehr yinbetontes Kind wird
sich in ein oder zwei Wochen in ein yangbetontes vergnügtes
Kind verwandeln.
    Selten begegnen wir Menschen mit liebenswürdigem Tempera-
ment. Die Mehrheit der Männer und Frauen ist krank, aber
sie dürfen nicht getadelt werden, weil sie nicht wissen,
wie sie zu guter Laune kommen sollen. Sie wissen nicht, was
und wie sie essen und trinken sollten.
    Sie können gute Laune, ein Lächeln, eine liebenswürdige
Stimme und das einfache Wort „Dankeschön" immer und immer
wieder geben. Sie verlieren absolut nichts, denn Sie haben
das Leben selbst und alles in diesem Universum bekommen,
ohne bezahlen zu müssen. Sie sind der einmalige Sohn oder

die einzigartige Tochter des Unendlichen Universums. Wenn
Sie das wissen, werden Sie von allen geliebt sein.
  Wenn Sie guter Dinge sind, von allen geliebt, zu jeder
Zeit an jedem Ort, wenn Sie immer mehr und vor allem das
Größte und Beste dieser Welt anderen geben, werden Sie am
glücklichsten sein. Es wird einer unter Millionen sein, der
die größte Freude zum Ausdruck bringt. Sie können das erreichen, indem Sie meine Richtlinien einhalten. Meine makrobiotische Medizin ist in Wirklichkeit so etwas wie Aladins
Wunderlampe oder ein fliegender Teppich. Um dieses freud-
volle gute Naturell zu verwirklichen, müssen Sie zualler-
erst Ihre Gesundheit wiederherstellen.

6. Gewandtheit im Denken und Handeln: 10 Punkte
  Ein Mensch im Besitz guter Gesundheit sollte die Fähigkeit haben, korrekt zu denken und zu urteilen, sowie schnell
und gewandt zu handeln. Schnelligkeit ist der Ausdruck von
Freiheit. Diejenigen, die schnell, rasch und genau sind,
und die bereit sind, auf jede Herausforderung, jeden Unfall
oder jede Notwendigkeit sofort zu reagieren, haben eine gute
Gesundheit.
  Sie zeichnen sich durch ihre Fähigkeit aus, überall Ordnung zu schaffen. Im Reich der Tiere und Pflanzen ist Ordnung überall ein Ausdruck der Ordnung der Pflanze oder des
Tieres.
  Gesundheit und Glück des Menschen sind Ausdruck der Ordnung des Menschen, die ein Teil der Ordnung des Universums
ist (Die Ordnung des Universums drückt sich selbst aus als
Gesundheit und Krankheit im Menschen). Körperliche Ordent-
lichkeit beim Menschen ist die Gesundheit. Seelische Or-
dentlichkeit im Menschen ist das Glück. Diese Ordnung im
Menschen zu schaffen, ist das Ziel der makrobiotischen Ernährungsweise. Sie können nicht nur körperliche, sondern
auch seelische und geistige Leiden durch Einhaltung dieser
einfachen makrobiotischen Richtlinien heilen, die die
Essenz fünftausend Jahre alter Weisheit sind. Haben Sie
eine modernere Methode? Ich kenne keine, die direkter und
einfacher als die unsere ist. Liege ich mit meinem Urteil
falsch, bitte sagen Sie es mir! Ist es so, bin ich bereit,
Ihnen zu folgen und den biologischen, physiologischen und
kosmologischen Weg „durch Gesundheit zum Frieden" aufzugeben, dem ich voller Freude 48 Jahre (seit 1912) gefolgt bin.

7. Aufrichtigkeit: 55 Punkte
  Derjenige, der niemals lügt, der stets seine Versprechungen
und Verabredungen hält, ist auch niemals mißtrauisch, und ist
er eifrig bemüht, Gerechtigkeit zu üben, ist er aufrichtig.
Derjenige, der sein Leben der Enthüllung der Wahrheit widmet -
der Wahrheit, die sich nicht ändert - und der andere durch seine Taten lehrt, daß Lügner, Redner mit doppelter Zunge, sowie
zweifelnde und mißtrauische Personen unvermeidlich im Unglück

enden, ist aufrichtig.

Wer sein Leben mit der Suche nach der ewigen Wahrheit verbringt, durch Überwindung allen Aberglaubens und hypothetischen
Denkens, und versucht, die bewundernswerte ewige Wahrheit in
dieser relativen vergänglichen Welt zu enthüllen, ist aufrichtig. Ein solcher aufrichtiger Mensch ist gesund. Wer sich selbst
für aufrichtig hält, hat allein 55 Punkte bei diesem Test.

Wie hoch ist Ihre Punktzahl in der Selbstprüfung der Gesundheit - 40 Punkte, 20 Punkte oder gar keiner? Keine Angst! Sie
können Ihre Gesundheit durch Einhaltung der makrobiotischen
Ernährungsweise verbessern. In der Tat, gibt sich jemand eine
niedrige Punktzahl, ist er eine aufrichtige Person. Von daher
beläuft sich seine Gesundheit auf wenigstens 55 Punkte. Wer
sich mehr als 60 Punkte gibt, braucht mein Buch nicht weiter
zu lesen. Auf Wiedersehen.

IV. Nahrung für Gesundheit und Glück ━━━━━━━━━━━━━━━━━━━━━━━━

Der Weg, die sieben Bedingungen von Gesundheit und Glück,
im vorangegangenen Kapitel beschrieben, zu verwirklichen, ist
die Makrobiotik, eine Ernährungsweise, die auf einem praktischen Lebensprinzip beruht. Die Makrobiotik ist die moderne
Form des alten Sen-Do, eines Weges der Langlebigkeit. Sie ist
ein Gyo, einer der acht richtigen Wege, Satori zu erreichen.

Die moderne Medizin hat in den letzten einhundert Jahren
mehr Fortschritte gemacht als in den zweitausend Jahren, die
ihrer Einführung durch Hippokrates gefolgt waren. Sie hat die
Welt erobert. Im Gegensatz zu ihrem Fortschritt hat sich jedoch die Gesundheit des Menschen nie verbessert. Die Zahl der
unheilbaren Leiden und der chronisch kranken Patienten ist angestiegen. Viele Leiter von Krebsstationen und Hospitälern
in Japan sind an Krebs gestorben. Geistig und seelisch Kranke
machen fast die Hälfte aller Patienten in Amerika aus.

Es gibt zahlreiche Ernährungsweisen für die Gesundheit in
Amerika:

1. Die Nährwerttheorie, begründet vor etwa 90 Jahren von dem
deutschen Physiologen Voit, beruht auf der Kalorientheorie.
Der Ernährungswissenschaftler bezeichnete die Grundnährstoffe,
die der Mensch braucht, als Proteine, Kohlenhydrate und Fette.
Zu dieser Liste wurden vor kurzem Vitamine, Enzyme und Minera-

le hinzugefügt.

2. Vitamindiäten überbetonen die Wichtigkeit von Vitaminen und empfehlen die Einnahme von Vitaminen durch Nahrungsmittelzusätze. Vom makrobiotischen Standpunkt aus sind Vitaminzusätze, wenn sie Extrakte oder synthetische Chemikalien sind, nicht einmal teilweise Nahrungsmittel oder überhaupt keine.

3. Leute, die vegetarische, auf Früchten und auf Rohkost basierende Ernährungsweisen befolgen, fordern, daß Gemüse nicht gekocht werden sollten, weil Hitze durch die Zerstörung von Vitaminen und Enzymen den Nährwert vernichtet. Viele Anhänger der Naturkostbewegung sind dieses Aspektes wegen gegen die Makrobiotik. Sie übersehen drei Dinge:
a. Die Tatsache, daß sie auf die vorangegangene schwer fleischreiche Ernährung reagieren. Sie haben zuvor soviel Fleisch gegessen und sind so yang geworden, daß sie nun von Yin - rohe Gemüse und Früchte - angezogen werden.
b. Ebenso wahr ist, daß die Vitamine und Enzyme, die in rohen Nahrungsmitteln enthalten sind, während unseres Verdauungsprozesses zerstört werden. Daher hat diese Ernährungsweise keine stichhaltige Beweisführung.
c. Die makrobiotische Ernährungsweise schließt rohe Nahrung niemals aus. Es gibt viele Rezepte für Salate, die entsprechend dem Klima, der Jahreszeit und der Kombination mit anderer Nahrung gegessen werden können.

4. Eiweißdiäten sind symptomatisch und abgeleitet von der Theorie des osmotischen Drucks und mögen in bestimmten Fällen für eine begrenzte Zeitspanne berechtigt sein.

5. Die schleimlose Diät (im Sinne von „keinen Schleim verursachend" d.Übs.) ist vielleicht gut für diejenigen, die Fleischesser sind oder in ihrer Vergangenheit sehr viel Fleisch gegessen haben. Obwohl die schleimlose Diät bei bestimmten Leuten gute Argumente und Resultate bewirkt, neigt sie dazu, symptomatisch zu sein.

6. Saft ist ein Auszug aus Nahrungsmitteln und besitzt von daher keinen Vollwert. Die Saft-Diät ist eine degenerative Ernährungsweise; sie wird die Funktionen des Darmtraktes degenerieren.

7. Die salzlose Diät ist ebenfalls eine Reaktion auf eine frühere Ernährungsweise. Sie ist für die Person gut, die zu yang ist und übermäßig viel Fleisch gegessen hat. Mit Ausnahme von wenigen sehr yangbetonten Personen brauchen Getreidesser und Vegetarier eine angemessene Menge Salz in ihrer Nahrung.

Wenn Sie mit irgendeiner von diesen Ernährungsarten nicht
zufrieden sind, oder wenn Sie Ihre Gesundheit nicht durch irgendeine andere Methode verbessern können, so versuchen Sie
doch die makrobiotische Ernährungsweise wenigstens ein paar
Tage. Wenn sie Ihnen zusagt, versuchen Sie es weitere drei
Monate. Fühlen Sie sich besser, dann versuchen Sie es für ein
Jahr. Die makrobiotische Ernährungsweise ist nicht gefährlich,
es sei denn, sie wird zu streng befolgt. Sie ist nicht teuer
und kann alle Kosten für medizinische Zwecke ersparen. Sie
ist eine Ernährungsweise, die sich darauf beschränkt, nur die
für den Menschen notwendige Nahrung zu sich zu nehmen.
Was sind die notwendigen Nahrungsmittel für den Menschen?
Gute Luft, Wasser und Sonnenschein sind für den Menschen notwendig, um sein Leben zu erhalten. Mangel an einem davon wird
zur Vernichtung menschlichen Lebens führen. Daher sind das
die wichtigsten Nahrungsmittel. Andere Nahrungsmittel, die
für den Menschen notwendig sind, wie z.B. Getreide, Gemüse,
Bohnen, Algen und Fisch sind Produkte oder Umwandlungen dieser drei grundlegenden Nahrungsmittel.
Die richtigen Nahrungsmittel für den Menschen sind die, die
traditionsgemäß gegessen und in der direkten Umgebung angebaut werden, entsprechend der Jahreszeit in dieser speziellen
Region. Mit anderen Worten, die richtigen Nahrungsmittel für
den Menschen stimmen mit dem ökologischen Gesetz überein. Der
Mensch ist wie jedes andere Lebewesen ein Produkt der Natur,
eine biologische Schöpfung. Deshalb muß er die biologischen
und ökologischen Gesetze beachten, die uns sagen, daß der
Boden Gemüse und Gräser hervorbringt, welche wiederum das Leben der Tiere erhalten. Aus diesem Grund ist es so, wie die
alten Chinesen glaubten: Der Boden und unser Körper sind un-
trennbar miteinander verbunden. Das erste makrobiotische Prinzip, daß unsere Nahrung regional gewachsen und der Jahreszeit
entsprechend sein muß, ist von dieser Beziehung abgeleitet.
In den meisten Fällen sind die traditionellen Nahrungsmittel
für eine spezielle Region gut, da sie seit alters her von
tausenden von Menschen ausprobiert worden sind (Siehe „Die
acht Prinzipien der Makrobiotik", Seite 58).
Das grundsätzliche Nahrungsmittel in der makrobiotischen
Ernährung ist Vollgetreide, da es eine Kombination aus Samen
und Früchten darstellt. Es ist in reichlicher Menge auf der
Erde vorhanden. Es ist das wirtschaftlichste und nahrhafteste
Nahrungsmittel. Nur eine Vollgetreideernährung wird das Hun-
gerproblem, verursacht durch die Überbevölkerung, lösen, da
700 kg Getreide pro Hektar gegenüber nur 35 kg Fleisch pro
Hektar erzeugt werden können.
Getreide umfaßt ungeschälten Reis, Weizen, Vollweizenmehl,
Hirse, Buchweizen, Buchweizenmehl, Gerste, Roggen, Hafer,
Vollkornnudeln und Mais, alles in seiner natürlichen Form.
Zweitrangige Nahrungsmittel sind regional angebaute der
Jahreszeit entsprechende Gemüse und Algen. Algen können in

einer Gegend, die hunderte von Kilometern vom Meer entfernt ist, gegessen werden, da das Meer unsere innere Umgebung ist. (Anm.d.Übers.: siehe Entwicklungsgeschichte: das Leben kommt aus dem Meer; die Reste des Meeres bestehen in unserem Blut und seinen Salzen). Daher können die Algen in unsere innere Umgebung passen, auch wenn wir weit vom Wasser entfernt leben. Ebenso ist die Zusammensetzung des Meeres nicht sehr von Örtlichkeiten, Jahreszeiten oder Wetterbedingungen betroffen. Jedoch ist eine Alge, die in einem kalten Gewässer gewachsen ist, mehr yang als die, die aus einem wärmeren Gewässer kommt.

Die folgenden Gewürze kommen zur Anwendung:
1. Unraffiniertes Salz. Ist dies nicht erhältlich, dann mischen Sie Algenpulver und Meersalz im Verhältnis 1:1, oder fügen eine Prise Moshio (speziell verarbeitetes Algenpulver) zu einem halben Liter echtem Tamari (Sojasauce) hinzu.
2. Öl (Sesam-, Mais-, Olivenöl u.a.).
3. Miso (traditionelles).
4. Sojasauce (nicht chemisch hergestellt).
5. Kombu-Suppengrundlage.
6. Getrockneter Fisch als Suppengrundlage.

Fisch, Geflügel, Schalentiere, Eier und Früchte können von Zeit zu Zeit verwendet werden. Jedoch muß dabei die Balance von Yin und Yang bei den Gerichten, den individuellen Bedingungen und dem Wetter beachtet werden (Siehe „Die acht Prinzipien der Makrobiotik"). Milchprodukte und Honig können als Genußnahrung benutzt werden.

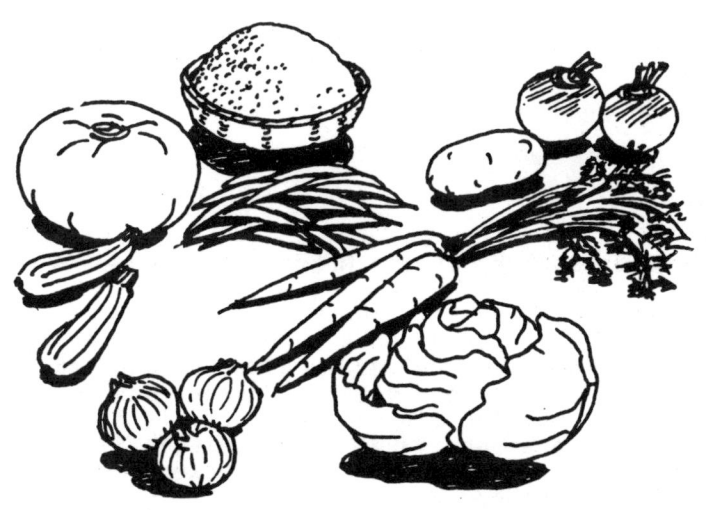

Zu meidende Nahrungsmittel sind Erzeugnisse, die mit chemischen Dünge- und Schädlingsvernichtungsmitteln produziert sind, synthetische oder der Massenproduktion entstammende Nahrungsmittel, Produkte aus anderen Gegenden und abweichenden Jahreszeiten, Erzeugnisse aus Treibhäusern, sowie gefärbte, gebleichte, konservierte, künstlich gesüßte und chemisch gewürzte Produkte.

Bei der Art zu kochen kann jeder Stil - chinesisch, japanisch, französisch, amerikanisch usw. - in der makrobiotischen Ernährungsweise angewandt werden. Benutzen Sie Ihre Kreativität und Originalität. Wenden Sie das Prinzip von Yin und Yang in Ihrer Küche an. Hierin liegt endlose Freude.

V. Wie soll man essen

Kauen Sie gut! Das ist die beste Politik. Wer krank ist oder schön und gewandt sein möchte, muß vor allem anderen gut kauen. Kauen Sie jeden Bissen 50 bis 100 mal. Das Kauen gibt Ihnen den wahren Geschmack der Nahrung. Durch das Kauen können Sie gute Nahrung von schlechter unterscheiden; wahre Nahrung schmeckt besser, je gründlicher Sie kauen. Jemand heilte sich in Japan von Krebs allein durch gutes Kauen. Gründliches Kauen verbessert nicht nur die Gesundheit, sondern ebenso die seelisch/geistige und spirituelle Klarheit. Das Urteilsvermögen bessert sich. „Iß Dein Getränk und trinke Dein Essen!"

VI. Äußerliche Behandlung in der Makrobiotik

1. Heißer Ingwerumschlag

Geben Sie 100 g geriebenen rohen Ingwer oder einen gehäuften Teelöffel getrocknetes Pulver in einen Baumwollsack. Tauchen Sie den Sack in 2 bis 4 Liter Wasser, das kurz vor dem Kochen ist. Befeuchten Sie ein Handtuch mit diesem gelben heißen Wasser, pressen Sie es aus und legen Sie einen Umschlag auf eine schmerzende Stelle. Bedecken Sie sodann den Umschlag mit einem großen Badetuch, damit er nicht so schnell abkühlt. Wenn Ihnen das zu heiß ist, bedecken Sie Ihre Haut zuerst mit einem anderen Handtuch und legen dann das heiße Handtuch darüber. Wechseln Sie das Handtuch 3 oder 4 mal innerhalb einer Viertelstunde. Das ist wirkungsvoll bei schmerzhaften oder geschwollenen Körperteilen, besonders bei Rheumatismus, Blutergüssen, Krämpfen, Dickdarmkatarrh, Nierenproblemen u.a. Es verbessert die Blutzirkulation.

2. Albi (Sato-imo) Pflaster
Albi ist ein indischer Name. In Amerika heißt es Yucca, Sato-imo in Japan und Taro in Afrika. Fügen Sie zu geriebenem Albi die gleiche Menge Vollweizenmehl und 10% rohen Ingwer hinzu. Breiten Sie diese Mischung auf einem Stück Papier oder Stoff aus. Das Pflaster muß mindestens 1 cm dick sein. Bedecken Sie die schmerzende Stelle ausreichend mit diesem Pflaster. Sie können das Pflaster mit einem anderen Tuch für einige Stunden zudecken. Es muß nach einem Ingwerumschlag angewandt werden. Tun Sie dieses 4 oder 5 mal am Tag. Es soll auf die entzündeten oder schmerzhaften Stellen aufgelegt werden. Es ist wirksam bei der Heilung von Tuberkulose, Blinddarmentzündung, Rheumatismus, Gicht, Tumoren und Ekzemen. Ebenfalls wirksam ist es bei der Heilung von Aussatz (Lepra) und Krebs.

3. Tofu Pflaster (Sojabohnenquark)
Pressen Sie Tofu aus und fügen Sie 10% Weizenmehl hinzu. Breiten Sie diese Mischung über einer schmerzhaften Stelle mit Entzündung aus. Alles Fieber, jeder Schmerz und jede Entzündung wird bald verschwunden sein.

4. Sesam Ingwer
Mischen Sie einen Teelöffel Sesamöl gut mit einem weiteren Löffel Ingwersaft. Das ist sehr gut bei Kopfschmerzen und stoppt gleichzeitig Haarausfall und Schuppenbildung.

5. Reines Sesamöl
Seihen Sie Sesamöl durch ein Baumwolltuch oder eine Gaze. Geben Sie einen Tropfen davon vor dem Schlafengehen in Ihr Auge. Das ist sehr gut bei allen Augenkrankheiten.

6. Sitz-Bad Nr. 1
Kochen Sie 2 oder 3 Hiba (getrocknete Blätter von 2 oder 3 weißen japanischen Rettichen) in 4 Liter Wasser und einer Handvoll Salz. Bedecken Sie Ihre Hüfte gut warm mit dem heißen Wasser. Fügen Sie von Zeit zu Zeit mehr Hiba-Wasser hinzu, um das Wasser heiß zu halten. Das ist ein Chlorophyll-Bad. Trinken Sie eine Tasse Soy-Ban (Sojasauce in Banchatee) nach diesem Bad, 10 bis 15 Minuten vor dem Zubettgehen. Das ist sehr gut bei allen Krankheiten der weiblichen Sexualorgane, wie z.B. Leukorrhöe, Krankheiten der Gebärmutter und der Eierstöcke.

7. Sitz-Bad Nr. 2
Bereiten Sie das oben beschriebene Sitzbad anstatt mit Hiba nur mit Salz.

8. Ingwer-Sitzbad
Reiben Sie ein Pfund Ingwer. Geben Sie ihn in einen Baumwollsack. Diesen kochen Sie mit 8 Litern Wasser. Das ist sehr gut bei starker Ruhr. Ist diese nicht so stark, so nehmen Sie nur die halbe Menge. Tauchen Sie ein Handtuch hinein, pressen Sie es aus und legen Sie diese heiße Kompresse um Ihren Unterleib herum.

9. Salzkompresse
Erhitzen Sie 2 oder 3 Pfund Salz. Geben Sie es in einen Baumwollsack oder ein Tuch. Dieses legen Sie auf die schmerzhafte Stelle Ihres Körpers.

10. Heißer Konnyaku-Umschlag
Kochen Sie 2 oder 3 Pfund Konnyaku und legen Sie dieses, eingewickelt in zwei Handtücher, auf die schmerzhafte Stelle.

11. Sojabohnen-Pflaster
Weichen Sie eine Tasse Sojabohnen in Wasser ein für eine Nacht (5 Teile Wasser). Zerstoßen Sie sie dann und fügen Sie ein wenig Mehl hinzu. Dieses legen Sie auf Ihre Stirn, wenn Sie Fieber oder irgendeine Entzündung haben. Es absorbiert das Fieber auf wunderbare Weise.

12. Karpfen-Pflaster
Nehmen Sie ein Pfund Karpfen. Schneiden Sie den Kopf ab und fangen Sie das auslaufende Blut in einer Tasse auf. Leidet der Patient unter akuter Lungenentzündung, soll er es vor der Gerinnung trinken. Den Rest zerstoßen Sie sorgfältig und legen ihn auf der Brust auf. Messen Sie alle halbe Stunde die Temperatur. Hat diese sich normalisiert (innerhalb von 5 bis 6 Stunden), nehmen Sie das Pflaster ab. Viele Leute wurden mit dieser Methode geheilt, nachdem sie vergebens alle Antibiotika versucht hatten.

13. Chlorophyll-Pflaster
Zerreiben Sie Wasserkresse, Spinat oder die großen Blätter eines jeden Gemüses und fertigen Sie ein Pflaster daraus. Legen Sie dieses Pflaster auf der Stirn an, um das Fieber zu absorbieren.

14. Heißer Tee-Umschlag
Rösten Sie Bancha-Zweig Tee (Kukicha) und kochen Sie Tee. Fügen Sie 5% Salz hinzu. Legen Sie einen heißen Umschlag mit diesem Tee auf Ihr Auge 10 oder 15 Minuten lang, dreimal am Tag. Das ist gut bei allen Augenleiden.

15. Dentie
   Salzen Sie den Kopf einer geschnittenen Aubergine ein,
trocknen Sie ihn und verbrennen ihn dann. Verwenden Sie diese
Asche als Zahnpasta. Wenden Sie sie an dem schmerzenden Zahn
an. Der Schmerz wird sofort verschwinden. Wenn Sie an Zahn-
fleischvereiterung leiden, bürsten Sie Ihre Zähne mit Dentie
und wenden Sie es an Ihrem Zahnfleisch an (nur an der Außen-
seite), bevor Sie des Nachts zu Bett gehen.

16. Reis-Pflaster
   Zerstoßen Sie Vollreis (roh) mit etwas Wasser. Bringen Sie
dieses direkt auf die schmerzhafte Wunde.

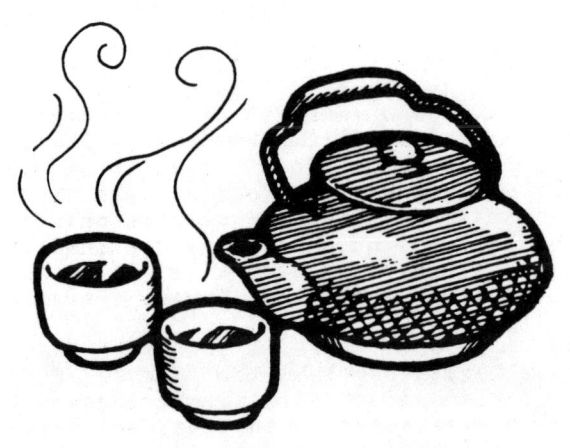

Anhang

von Herman Aihara

A. Die Geschichte der Makrobiotik ──────────

Fast alle Amerikaner sind vor kurzem nach Amerika eingewandert. Deshalb kamen die meisten ihrer Speisen aus Europa. Einwanderer aus anderen Kontinenten jedoch mit abweichenden industriellen und wirtschaftlichen Entwicklungen brachten neue, stark von den europäischen unterschiedliche Küchengepflogenheiten in dieses Land. In nahezu jeder Stadt in Amerika gibt es heute ein chinesisches Restaurant. Die indische Philosophie, Yoga, prägte das Konzept der natürlichen Gesundnahrung und machte die Früchtediät und den Rohkost-Vegetarismus in diesem Land populär. Die neuzeitlichen Gesundheitstrends bringen Hunderte von neuen Diäten hervor, von denen eine die schleimlose Diät ist. In einem Gesichtspunkt sind sie alle gleich; sie sind sämtlich Reaktionen aufeinander. Ist jemand die eine Diät leid, so verkehrt er sie in ihr Gegenteil.

Es gibt jedoch eine vollkommen neue Art von Ernährung in diesem von mechanischen Gedanken geleiteten Amerika. Das ist die makrobiotische Ernährungsweise. Diese Ernährungsweise ist so einzigartig, daß alle Amerikaner gelehrt werden müssen, wie man damit anfängt. Ihre Einzigartigkeit liegt nicht nur in ihrer fünftausendjährigen Geschichte, sondern auch in ihren Konzepten, der Auswahl der Nahrungsmittel und der Art und Weise zu kochen.

Vor Tausenden von Jahren erkannten die weisen Männer des
Orients, daß die Nahrungsmittel, die wir essen, nicht allein
unser Leben erhalten, sondern auch Gesundheit und Glück
schaffen; sie stellten religiöse oder medizinische Gesetze
zusammen wie z.B. den Manu-Code in Indien, den Nei-Ching in
China, das Honso-Komoku (das erste medizinische Kräuterbuch)
in China, die Zen-Nahrung u.a.
Gegen Anfang dieses Jahrhunderts begründete ein japanischer
Arzt namens Sagen Ishizuka die Theorie der Ernährung und Medizin, die auf der orientalischen Ernährungsweise beruhte und
gleichzeitig die westliche Wissenschaft - Chemie, Biologie,
Biochemie, Medizin und Physiologie - miteinbezog. Seine Gesund-
heitsdiät war so populär, daß sich täglich Hunderte von Patienten vor seinem Hause versammelten, wo er den Kranken eine Diät
verschrieb. Als er gestorben war, folgte seinem Beerdigungszug
eine Menschenschlange, die mehrere Meilen lang war und ihm das
letzte Geleit geben wollte. Bei seiner Geburt war er schwach
und litt unter Krankheiten. Um seine Gesundheit zu verbessern,
studierte er Tausende von Büchern in West und Ost. Während seines lebenslangen Studiums schrieb er zwei Bücher - *Die chemische Theorie der Langlebigkeit* und *Der biochemische Weg zu Gesundheit und Glück*. Nach seinem Tode (vor ungefähr 60 Jahren)
wurde von seinen Anhängern eine makrobiotische Gesellschaft
gegründet. Mangels eines großen Führers begann diese Gesellschaft jedoch zu zerfallen. Zu dieser Zeit übernahm George Ohsawa, damals 22 Jahre alt und durch diese Ernährungsweise geheilt, die Gesellschaft und brachte sie wieder auf einen erfolgreichen Kurs. Danach widmete Ohsawa sein ganzes Leben der
Verkündung der orientalischen Philosophie und ihrer Anwendung
in der ganzen Welt, bis zu seinem Tode im Alter von 74 Jahren.
Die Makrobiotik wird heute in Frankreich, Belgien, England,
Deutschland, Norwegen, Schweden, Italien, der Schweiz, Brasi-
lien, Argentinien, Mexiko, Afrika, Vietnam und Indien prakti-
ziert, genauso wie in Japan und den Vereinigten Staaten.

Ohsawa schrieb ungefähr 300 Bücher während seines Lebens,
die meisten davon sind Eigenveröffentlichungen. Mehr als 40
Jahre lang publizierte er ein monatlich erscheinendes Magazin.
Ober 30 seiner Bücher und 23 Magazine sind jetzt übersetzt worden, ins Englische, Deutsche, Französische, Schwedische, Flä-
mische, Portugiesische, Italienische und Vietnamesische.

In Amerika leben Tausende makrobiotisch lebender Menschen in
den Räumen um die Städte Boston, New York, Seattle und die San
Franzisko-Bucht. Tausende von Reformhäusern und Naturkostläden
überall im Land verkaufen makrobiotische Nahrungsmittel. „Order of the Universe" in Boston veröffentlicht zwei Zeitschriften, *The Order of the Universe* und *East West Journal*. In San
Franzisko publiziert die „George Ohsawa Macrobiotic Foundation"
ebenfalls zwei Zeitschriften, *Musubi* und *The Macrobiotic*.
Es gibt viele Bücher und Broschüren über Makrobiotik, zu bekommen in zahlreichen Geschäften. Die „Swan House Publishing

Co." beabsichtigt, alle von Ohsawa verfaßten Bücher in naher
Zukunft zu veröffentlichen.
Es gibt Vorlesungsveranstaltungen in verschiedenen Städten.
Viele chiropraktische Ärzte empfehlen ihren Patienten die ma-
krobiotische Ernährungsweise und bekommen gute Resultate da-
durch. Dr. Knut aus Kansas City erzählte mir, daß er etwa 20
Krebspatienten in wenigen Jahren geheilt habe.
Die Makrobiotik ist im Begriff, zu einer gesellschaftlichen
Bewegung in diesem Lande zu werden. Viele Universitäten und
Colleges bieten in ihren Cafeterien makrobiotische Mahlzeiten
an. Die makrobiotische Ernährungsweise ist keine Modeerschei-
nung. Sie ist eine Möglichkeit zu leben, selbst in diesem
„weitabgelegenen" Land. Dieses kleine Büchlein wird Sie, so
hoffe ich, auf den Weg zu Gesundheit und Glück führen.

B. Warnung hinsichtlich der Diät Nr. 7 ——————————

In der Ausgabe vom Februar 1968 von McCall's Magazin *The
Macrobiotic Monthly* (8. Jahrgang, 2. Ausgabe) wurde ein Artikel veröffentlicht unter dem Titel „10 Diäten, die man meiden sollte", verfaßt von Dr. F.J. Stare, einer Autorität auf
dem Gebiet der Ernährungswissenschaft an der Harvard Universität. Ich verfaßte einen Kommentar zu seinem Artikel, um einige Mißverständnisse von seiner Seite und auch der vieler anderer Amerikaner klarzustellen. Dieser Artikel soll den Amerikanern einige Ratschläge nahelegen, wie sie mit der Makrobiotik beginnen können:
„Zunächst einmal möchte ich Dr. Stare meinen Dank ausspre-
chen. Seine Warnung vor der makrobiotischen Ernährungsweise
wird nicht nur für die amerikanische Bevölkerung von Vorteil
sein, sondern in gleichem Maße für das Anwachsen und die Entwicklung der Makrobiotik hierzulande. Der Anfänger wird be-
hutsam damit beginnen, und in der Makrobiotik Erfahrene werden
zu tieferem Nachdenken angeregt.
In diesem Artikel gibt es jedoch verschiedene Mißverständnisse, da Dr. Stare wie den meisten Amerikanern diese Ernährungsweise noch immer fremd ist. Deshalb fühle ich mich ver-
pflichtet, diese aufzuklären und dadurch den Amerikanern
zu einem besseren Verständnis dieser Ernährungsweise zu ver-
helfen. Ich tadele Dr. Stare nicht für sein Mißverstehen. Ich
empfinde eher vollste Sympathie für ihn. Es ist verständlich,
daß die Einfachheit der makrobiotischen Ernährungsweise schwer
zu begreifen ist.
Amerika ist der letzte Kontinent, auf dem der Reisanbau kul-
tiviert wurde.Es ist 5000 Jahre her, seit das wilde Gras In-

diens gefunden worden war. Dieses wilde Gras hat sich in die vielen Arten kultivierten Reises, die wir heute haben, verwandelt. Von Indien aus, wo der Reis seit Tausenden von Jahren gewachsen ist, breitete sich der Anbau ostwärts aus, durch China, Japan, Siam und viele Inseln des Fernen Ostens. Die Araber brachten ihn nach Spanien, und von Spanien aus verbreitete er sich über Europa. Obwohl der Reis in Nord-Amerika nicht bekannt war, als die ersten Einwanderer landeten, gab es dort eine Art, die ganz ähnlich war. Wirklicher Reis wurde hier jedoch nicht vor Ende des 17. Jahrhunderts angebaut. Um das Jahr 1697 erzeugte der Landgraf Thomas Smith zum ersten Mal Reis in diesem Land. Heute werden einige der besten Reissorten der Welt in den Vereinigten Staaten angebaut. Gemäß den Statistiken des Department of Agriculture von 1964 macht die Menge des in diesem Lande erzeugten Reises nur 2% der Weltproduktion aus. Obwohl die Hälfte der Weltbevölkerung vom Reis als ihrem grundlegenden Nahrungsmittel abhängt, bleiben die Amerikaner Fremde diesem wichtigen Getreide gegenüber - ökonomisch, sozial, biologisch und physiologisch.

Amerikaner wie Europäer haben seit vielen Jahren Fleisch, Milchprodukte und weißes Brot gegessen. Daher sind ihre biologische Konstitution und ihre physiologischen Funktionen an solche Nahrungsmittel angepaßt. Wenn sie sich vollständig auf eine orientalische Ernährung umstellen - namentlich auf die Makrobiotik -, kann es vorkommen, daß ihr Verdauungssystem nicht gut funktioniert. Viele Orientalen lebten jahrelang nur von Reis und einigen wenigen Gemüsen. Reis ist ein äußerst hochwertiges Nahrungsmittel. Daß das so ist, hat sich im Orient herausgestellt. Die Diät Nr. 7 (bestehend aus Getreide und wenig Flüssigkeit) wirkt jedoch für viele moderne Menschen, im besonderen für Amerikaner, wie ein Fasten, da sie anfangs den Nährwert nicht vollständig verarbeiten können. (Fasten ist ein gutes Heilmittel bei vielen Krankheiten, wie in dem Buch *Heilung durch Fasten* von Upton Sinclair dargestellt. Jedoch kann das Fasten bei modernen Amerikanern sehr starke und drastische Veränderungen hervorrufen, besonders bei denjenigen, die ihr Nervensystem durch den langen Gebrauch von Drogen geschädigt haben.)

Im Gegensatz zur allgemeinen Meinung war die Ursache für den Tod von Beth Ann Simon (siehe *The Macrobiotic*, Jahrgang 2, Nr. 1 und 2) die, daß sie und ihr Ehemann sich nicht nur mit der Makrobiotik, sondern ebenso mit verschiedenen anderen Systemen auf dilettantische Weise befaßt hatten. Sie nutzten die Diät Nr. 7, aber immer, wenn sie davon abwichen, taten sie es in sehr extremer Weise. Die Diät Nr. 7 bewirkt starke Veränderungen in unserem Körper - namentlich eine Yangisation (Zusammenziehung, Aktivierung der parasympathischen Nerven, Aktivierung des Magens, des Dünndarms, des Dickdarms, der Harnblase u.a.). Daher wird man von stark yinbetonten (expansiven) Nahrungsmitteln oder Flüssigkeiten angezogen, die das sympathische Nervensystem stimulieren und als Folge davon die Yang-

Organe wie das Herz, die Nieren und die Bauchspeicheldrüse aktivieren und so zur Erschöpfung dieser Organe führen. Das ist die Gefahr, die in Diät Nr. 7 enthalten ist.

Die meisten Amerikaner sind heute in ihrem Nervenzentrum - dem Zwischenhirn -, das Anregungen empfängt und kontrollierende Nachrichten an alle Organe aussendet, zu schwach oder empfindlich, und eine jede geringe Veränderung des Gleichgewichts der Körperfunktionen kann eine große Wirkung hervorrufen und ein Hin- und Herschwingen zwischen zwei Extremen bewirken. Ein Beispiel: Eine geringfügige Abnahme des Glukosespiegels im Blut (ein yangbetonter Zustand) wird eine starke Anhebung des Adrenalinspiegels verursachen, das seinerseits wiederum eine Menge Kortikalhormone (yinbetonte Hormone) erzeugen sowie Glykogen in Glukose verwandeln wird, was eine starke Erhöhung des Glukosespiegels im Blut zur Folge hat (ein yinbetonter Zustand - der Herzschlag wird schneller, der Blutdruck steigt an). Daraufhin wird dieser hohe Glukosespiegel die Bauchspeicheldrüse zur Produktion von Insulin in den Lagerhans'schen Inseln anregen. Insulin ist ein yangbetontes Hormon, das Glukose in Glykogen umwandelt und in der Leber anreichert. Das Resultat davon ist, daß der Glukosespiegel wieder sinkt (ein yangbetonter Zustand). Zwangsläufig schwingt man dann von Yin nach Yang und von Yang nach Yin, unaufhörlich. Man wird zunehmend nervös. Wenn man einen niedrigen Glukosespiegel hat, wird man von Zucker und Früchten angezogen. Man wird dann nervöser und schwächer und wird folglich von mehr yangbetonten Nahrungsmitteln - Fleisch oder Salz - angezogen. Und danach neigt man wieder zu noch mehr Süßigkeiten. Solch ein Teufelskreis ist die darin bestehende Gefahr.

Anfängern raten wir auch aus einem anderen Grund von der Diät Nr. 7 ab: die Strenge und der Fanatismus, der durch Angst verursacht wird. Die meisten Amerikaner haben viel Angst, vor allem die kranken. Sie lesen die Bücher Ohsawas mit ihrer Angst vor Krankheit. Dieses Wort - Diät Nr. 7 - kann ein Erstarren verursachen - sie werden streng und fanatisch. Sie verlieren ihre Objektivität. Sie hören nicht auf die Warnung oder den Ratschlag anderer, selbst dann nicht, wenn sich ihr Krankheitszustand verschlimmert. Deshalb warnte Ohsawa davor, die Diät Nr. 7 blind über eine längere Zeit zu verfolgen, ohne ihn um Rat zu fragen. Aber sie wollen das nicht sehen. Wenn sie es bemerken, könnte es zu spät sein.

Die meisten Amerikaner heute, besonders jene, die Drogen zu sich genommen haben, haben einen schwachen Magen und schwache Gedärme. Daher können sie ihre Nahrung nicht genügend verdauen und verarbeiten, vor allem keinen ungeschälten Reis, der ihnen total fremd ist. Da die meisten von ihnen in der Vergangenheit Fleischesser waren, ist ihr Verdauungssystem auf Fleisch und nicht auf Getreide eingestellt.

Aus den erwähnten Gründen sollten die Amerikaner die Makrobiotik nicht mit einer strikten Diät Nr. 7 beginnen.

B. Warnung hinsichtlich der Diät Nr. 7

C. Wie man mit der makrobiotischen Ernährungsweise beginnt ─────

Lesen Sie Teil „H" des Anhangs, „Die 8 Prinzipien der Makrobiotik", mehrere Male. Begrifflich ist es nicht schwer, diese Prinzipien zu verstehen, dennoch kann das wirkliche Verständnis davon ein Leben lang dauern. Wenn Sie diese Prinzipien verstehen, so werden Sie zu dem Schluß kommen, daß die
Makrobiotik weder eine exotische Kochkunst ist noch eine
Beschränkung in dem, was Sie essen können. Zuerst müssen
Sie verstehen, daß die Makrobiotik Ordnung in der Art und
Weise des Essens schafft. Der Mensch braucht eine „Ordnung
des Menschen", wenn er eine gesunde Verfassung und eine
gesunde Geisteshaltung erreichen will. Krankheit ist nichts
anderes als eine Verletzung dieser Ordnung des Menschen.

Die Makrobiotik lehrt uns, wie man die Ordnung des Menschen schafft und im täglichen Leben verwirklicht. Der erste Schritt dahin ist, das erste Prinzip zu beachten. Essen
Sie Getreide und Gemüse, die regional angebaut sind und der
Jahreszeit entsprechen. Das schließt alle kommerziellen
Nahrungsmittel aus wie Konserven, Tiefkühlnahrung, tropische Früchte usw. Getreide und Algen können aber auch dann
gegessen werden, wenn sie aus fremden Ländern kommen, sofern sie nicht chemisch behandelt sind (siehe Seite 14/15
betr. Algen). Der Grund dafür liegt darin, daß die Getreide in den meisten Klimazonen angebaut werden können. Sie
haben eine sehr starke Anpassungsfähigkeit an Boden- und
Klimaverhältnisse.

Der zweite Schritt ist der, zu verstehen, daß Vollwertnahrung ökonomisch ist. Achten Sie auf vollwertige Nahrungsmittel in Supermärkten und Reformhäusern Ihrer Nachbarschaft.
Was sind vollwertige Nahrungsmittel? Sie sind nicht raffi-
niert, keine Extrakte und nicht mit Hilfe synthetischer
Chemikalien hergestellt. Deshalb sind Weißmehle, Weißbrot,
Fleisch (ist nur ein Teil der Kuh), Milchprodukte (Sahne,
Käse usw. sind nur ein Teil der Milch), Süßwaren usw. keine Vollwertnahrung. Ein kleiner Fisch kann vollwertig sein,
wenn Sie Kopf und Schwanz mitessen. Essen Sie Gemüse, Blätter und Wurzeln. Vollwertige Nahrungsmittel enthalten alle
notwendigen Nährstoffe und Mineralien. (Natürlich sind manche Elemente in bestimmten Nahrungsmitteln in geringerer
Menge vorhanden als in anderen.) Indem wir Vollwertnahrung
essen, sind wir in der Lage, das Gleichgewicht der Körperfunktionen und eine gute Balance der Nährstoffe in Blut,
Blutflüssigkeit und Zellen zu gewährleisten. Indem wir
Vollwertnahrung zu uns nehmen, sind wir in der Lage, unsere Vitamine und Enzyme selbst zu produzieren. Daher sind
werternährung in der Lage, die Fähigkeit zur
n zu entwickeln. Wenn wir diese Fähigkeit er-
en wir in der Lage sein, von Getreide und Ge-
n, indem wir diese in tierisches Eiweiß und

Körperzellen umwandeln (=transmutieren).

Der dritte Schritt ist, das Prinzip von Yin und Yang in der Auswahl unserer Nahrungsmittel und bei der Art und Weise des Kochens anzuwenden. Jedoch, seien Sie nicht zu beunruhigt über das Yin und Yang von Nahrungsmitteln. Wenn Sie den ersten Schritt gut befolgen, so sind Sie sehr wohl imstande, die Nahrungsmittel unter dem Aspekt von Yin und Yang auszuwählen. Sie können immerhin imstande sein, aus demselben Fach eine mehr yin- oder yangbetonte Möhre, Zwiebel oder Kohlpflanze herauszugreifen, die Ihren Wünschen entspricht. Es ist ratsam, Tomaten, Auberginen und Kartoffeln zu vermeiden, da sie extrem yin sind; in Anbetracht alter Eßgewohnheiten mögen jedoch diejenigen, die sich nach diesen Nahrungsmitteln sehnen, sie gelegentlich in kleinen Mengen essen. Wenn Sie wenig essen, können Sie alles ohne irgendwelchen Schaden zu sich nehmen. Versagen Sie sich nichts, das schafft nur extremes Verlangen.

Der vierte Schritt besteht darin, Kochtechniken zu erlernen, die yinbetonte Nahrung in yangbetonte umwandeln und die Nahrungsmittel schmackhafter machen. Hitze, Druck, Salz und Zeit (altern) sind die Zauberkräfte für die Yangisierung von Nahrungsmitteln. Für yangbetonte Nahrung kann eine dieser Techniken ausreichend sein. Yinbetonte Nahrungsmittel können jedoch nach drei oder mehr dieser Yangisierungsprozesse verlangen. Zum Beispiel verlangt die yangbetonte Klettenwurzel Hitze und Salz beim Kochen, während die yinbetonte Sojabohne Hitze, Druck, Salz und Zeit benötigt. Mit traditionellen japanischen Nahrungsmitteln und Gewürzen, die kunstvolle nahrhafte Produkte sind, lassen sich diese Techniken an yinbetonten Nahrungsmitteln anwenden.

Durch Anwendung des Yin/Yang-Prinzips werden sich Ihre Kochkunst, Ihre Auswahl der Nahrung und die Feinheit Ihres Geschmacks ungeheuer verbessern. Sie werden nicht länger nur ein Koch sein, sondern ein Künstler oder Schöpfer des Lebens. Wenn es Ihnen gelingt, mehr Freude und Glück an Ihren Mittagstisch zu bringen, so ist Ihre makrobiotische Ernährung auf dem richtigen Weg.

Bei heißem Wetter, in einer Gegend mit heißem Klima oder bei sehr yangbetonten Nahrungsmitteln wenden wir die entgegengesetzte Technik - die Yinnisierung - an; das bedeutet den Gebrauch von Essig, Wein, Ingwer, Gewürzen, rohen Gemüsen und der Gärung. Zum Beispiel geben wir zu Fisch geriebenen Rettich oder fritierte Gemüse (Tempura). Grüne Blätter werden rohem Fisch beigefügt (Sashimi). Yinnisierung ist ebenfalls die Technik, die bei Nahrungsmitteln angewandt wird, wenn diese von einer sehr yangbetonten Person gegessen werden sollen.

Dieses Prinzip führt uns zu einer höheren Technik des

Kochens - der Zusammenstellung von Nahrungsmitteln. Sind
Sie darin Meister, sind Sie Meister im Kochen. Sie kön-
nen Ihre eigenen köstlichen Rezepte erfinden, die Ihren
Gast überraschen werden, wann immer er Sie besucht.

Der fünfte Schritt ist, die Anwendung des Prinzips von
der Transmutation zu erlernen. Mit anderen Worten: Vermeiden Sie Nahrungsmittel, die keinen gründlichen Gebrauch
der Funktionen von Verdauung und Transmutation erfordern.

Milch und Milchprodukte sind solche Nahrungsmittel.
Kein Tier gibt seinem Nachwuchs Milch, nachdem er größer
geworden ist, außer der Mensch. Milch ist die richtige
Nahrung für Säuglinge, da sie nicht imstande sind, Getreide und Gemüse für ihre Ernährung zu verdauen und umzuwandeln, denn Milch kann sehr leicht in Blut, Körperener-
gie und Zellen umgewandelt werden. Von daher wird jemand,
der mit Milch großgezogen worden ist, wenig Fähigkeit zur
Transmutation (Umwandlung) entwickeln und leicht aus der
Fassung zu bringen sein, wenn er mit fremder Nahrung oder
Materie in Berührung kommt. Eine allergische Konstitution
ist das Resultat. Eine solche Person kann keine fremden
Nahrungsmittel umwandeln, oder fremde Ideen zu seinen
eigenen machen. Sie ist gezwungen, ausschließlich in einer
engen Welt zu leben. Es ist ein Jammer, daß sie nicht alles
umfassen kann. Auch wenn sie imstande sein mag, den Körper einer Kuh aufzubauen, so kann sie sich nicht tausend
Freunde rund um die Welt schaffen.

Der sechste Schritt ist, das Menü weise zu planen. Die
folgenden Prozentangaben sind Annäherungswerte. Jeder
Einzelne muß sorgsam seine bisherigen Eßgewohnheiten, die
Menge und die Art und Weise seiner Aktivitäten, sein Alter, die klimatischen Bedingungen, die Jahreszeit usw.
berücksichtigen. Um seine Bedürfnisse zu jeder besonderen Zeit zu bestimmen, muß er im Geiste festhalten, daß
seine Bedürfnisse sich Hand in Hand mit den Veränderungen seines Zustandes wandeln:

	Winter kaltes Klima	Frühling/Herbst gemäß.Klima	Sommer heißes Klima
Getreide	70-90	50-70	30-50
Gemüse	10-30	30-50	50-70
Bohnen	5-10	7-12	10-15
Algen	5-10	7-12	10-15
gepreßter Salat	5-10	7-12	10-15
Fisch	10	5	2

Rohe Gemüse, gekochte Früchte, Nüsse und Milchprodukte werden gelegentlich gegessen und zuweilen sogar empfohlen. Sämtliche verwendete Nahrung sollte der Jahreszeit entsprechen, regional gewachsen und frei von jeglichen chemischen Zusätzen (Konservierungsmittel, Spritzmittel, Farbstoffe usw.) sein. Vitamintabletten (ob natürlich oder synthetisch) sowie „angereicherte" Nahrungsmittel sollten ebenso vollständig vermieden werden.

Im folgenden finden Sie einen möglichen grundlegenden Menüvorschlag, ausgewählt wegen seiner Einfachheit, ideal für eine einzelne Person oder Familie, die erst mit der Makrobiotik beginnt und folglich die Kochkünste begrenzt sind. Verändern Sie die Mahlzeiten nach Ihren Wünschen. Rezepte finden Sie auf den folgenden Seiten, oder in *Cooking Good Foods, Cooking With Grains* u.a. Für mannigfaltigere Rezepte schauen Sie bitte in *Zen Macrobiotic Cooking* und *Cooking for Life* von Michel Abehsera*.

(*Diese Bücher gibt es nicht in deutsch; inzwischen sind allerdings zahlreiche qualifizierte makrobiotische Kochbücher auch bei uns erschienen. Näheres und weitere Literatur für Anfänger am Schluß des Buches. D.Hrsg.)

Frühstück: Reiscreme, Weizencreme oder Haferflocken

Vollkornbrot (nach Wunsch)

eine Tasse Miso/Wakame-Suppe (nach Wunsch) mit oder ohne Fisch (kleiner getrockneter Fisch)

(Miso-Suppe ist hier unter jeder Mahlzeit „nach Wunsch" aufgeführt, es ist jedoch ratsam, sie nur einmal täglich zu servieren, zu welcher Mahlzeit sie immer bevorzugt wird.)

gepreßter Salat

Tee (nicht gefärbt)

Mittagessen: Reis oder anderes Getreide (Gerste oder Weizen ist gut im Sommer, Kasha - Buchweizen nur im Winter, da er sehr yang ist) u.a. oder eine Kombination wie Reis mit Weizen, Reis mit Gerste, Reis mit Aduki-Bohnen usw. Probieren Sie alles!

Gemüse (alle außer Tomaten, Kartoffeln und Auberginen), sautiert, unter Druck gekocht, gebacken, als Tempura u.a. Es kann in großen Mengen zubereitet und über zwei oder drei Tage hinweg verwendet werden.

Bohnen (Aduki, Kichererbsen, Linsen, schwarze Bohnen u.a.). Sie können genügend für einige Tage zubereiten (gut mit sautierten Zwiebeln).

Vollkornbrot (nach Wunsch)

Miso-Suppe (nach Wunsch)

gepreßter Salat

Tee

Abendessen: Reis (oder anderes Getreide) und/oder Nudeln (Vollweizen, Buchweizen, Udon u.a.)

Gemüse

Hiziki (eine Algenart; sie kann für ein paar Tage auf einmal zubereitet werden). Wenn die Kochkünste besser werden, versuchen Sie es mit anderen Algen: Nori, Kombu, Wakame, Dulse u.a. Im Winter ist Hiziki besonders gut mit Lotoswurzeln oder Klettenwurzel.

Bohnen

Vollkornbrot (nach Wunsch)

Miso-Suppe (nach Wunsch)

gepreßter Salat

Fisch (nach Wunsch)

Tee (Wer nicht nach jeder Mahlzeit Tee oder Wasser möchte, ist zu yin. Er hat entweder noch nicht genug Übung bekommen oder seine Nahrung ist zu yin.)

Einige Leute möchten vielleicht gerne das Frühstück weglassen, oder das Mittagessen mit dem Frühstück tauschen und so das Mittagessen auslassen. Empfohlen sei dies denen, die Schwierigkeiten mit dem übermäßigen Essen haben. Wenn Sie nur zweimal am Tag essen, können Sie pro Mahlzeit eine größere Menge zu sich nehmen. Das hilft oft, die gesamte Tagesration geringer zu halten.

Fischflocken und/oder Chuba Iriko (kleine ganze Fische) können in der Suppe oder in anderen Gerichten täglich verwendet werden, wenn es gewünscht wird. Verwenden Sie diese, benötigen Sie beträchtlich weniger Salz oder überhaupt keines. Bei heißem Wetter können Sie in den meisten Fällen vollkommen auf Fisch verzichten.

Bis vor kürzester Zeit haben die Japaner äußerst selten Nachspeisen, wie wir sie kennen (eingeschlossen gekochte Früchte), gegessen. Stattdessen sahen sie Mochi (zerstoßener Reiskuchen, einfach, mit Adukibohnen oder anderem gefüllt)

und/oder gepreßten Salat als Nachspeise an. Fühlen Sie sich
ermuntert, es ihnen gleichzutun.

In den ersten Tagen oder Wochen, in denen Sie die makrobiotische Ernährungsweise befolgen, mag es Ihnen schwerfallen,
auf Süßigkeiten zu verzichten. In diesem Fall können geringe
Mengen roher Früchte oder sogar Honig verwendet werden, zu-
mal dann, wenn zur selben Mahlzeit Fisch gegessen wird. Zukker sollte jedoch gleich von Anfang an vermieden werden, Honig so bald wie möglich ebenfalls, und rohe Früchte sollten
generell nur bei heißem Wetter miteinbezogen werden, sowie
bei Leuten mit viel angelagertem tierischen Eiweiß. Nachspeisen mit gerösteten Nüssen, gekochten Rosinen oder Kasta-
nien (Plätzchen, Kuchen u.a.) oder mit gebackenen Äpfeln u.a.
können oft gegessen werden, unter Berücksichtigung von Klima,
Jahreszeit, körperlicher Verfassung und Alter. Kindern sollte man so etwas öfter geben als Erwachsenen.

Manche Leute haben selbst nach einigen Jahren noch große
Schwierigkeiten, Zucker zu vermeiden. Ist das bei Ihnen der
Fall, so essen Sie mehr Kürbis (Herbstkürbis), Squash (ame-
rikanischer Sommerkürbis, insbesondere die braunen Sorten
namens Acorn oder Butternut) und Adukibohnen. Die Kürbis-
arten sind alle sehr süß, vor allem wenn sie gebacken sind.
Wenn Sie dann immer noch Schwierigkeiten haben, versuchen
Sie es mit gekochten oder rohen Früchten in kleinen Mengen.
In jedem Fall ist es besser, tropische Früchte in dieser
Klimazone zu vermeiden.

Gepreßter Salat und/oder Pickles können zu jeder Mahlzeit serviert werden. Wir haben festgestellt, daß sie sehr
hilfreich sind zur Erhaltung einer konsequenten Ernährungsweise. Wenn Sie nämlich plötzlich merken, daß Sie zu yang
werden, dann ist es besser, etwas gepreßten Salat zu essen,
anstatt eine Kanne Tee zu trinken, gierig ein oder zwei rohe Äpfel zu verschlingen oder wie wahnsinnig Leitungswasser
zu schlucken. Oder, wenn gerade kein gepreßter Salat greif-
bar ist, dann versuchen Sie es mit einer rohen Möhre, etwas Kopfsalat, einem weißen Rettich, etwas Kohl, einem
roten Rettich oder einer Gurke.

Pickles und gepreßter Salat:

1. Geben Sie folgendes in einen Steinkrug - diese Methode ist am meisten yang:
   a) Getrockneter frischer Daikon (weißer Rettich):
   Legen Sie in sich abwechselnden Schichten (1) eine
   Mischung aus 15 bis 20 Tassen Reiskleie und 2 bis 3
   Tassen Meersalz und (2) etwa 50 große ganze Rettiche
   (etwa in Größe von Möhren - das sind die Rettiche, die
   im Spätherbst und Winter geerntet werden, im Gegensatz
   zu den kleineren Sorten, die über das ganze Jahr geern-

tet werden und für dieses Rezept nicht geeignet sind),
die vor Regen geschützt für zwei Wochen zum Trocknen
nach draußen gehängt wurden, in einen sauberen, trok-
kenen Steinkrug mit einem Holzdeckel, der direkt auf
der oberen Schicht mit Rettichen aufliegt. Der Deckel
muß klein genug sein, daß er in den Krug absinken
kann, wenn Wasser austritt und das überschüssige Wasser aus dem Krug entnommen wird (zur Verwendung in
Suppen oder anderen Gerichten). Legen Sie oben auf den
Deckel einen schweren Stein. Stellen Sie den Krug 10
Tage später an einen kühlen Ort und schöpfen Sie die
überschüssige Flüssigkeit ab. Das Ganze ist nach ein
oder zwei Monaten fertig und wird ungefähr vier Monate haltbar sein. (Je länger die Pickles haltbar sein
sollen, desto mehr Salz müssen Sie nehmen.)
b) Pickles aus nicht getrocknetem Daikon: Der gleiche
Vorgang, jedoch weniger Salz. Fertig nach zwei bis
drei Wochen, haltbar ungefähr zwei bis drei Monate.
(Bei nicht getrocknetem Daikon wird deswegen weniger
Salz gebraucht, weil das Salz schneller reagiert,
wenn der Daikon nicht getrocknet ist.)
c) Pickles aus anderen Gemüsen: (kleingehackter oder
zerlegter Kohl, Chinakohl, Sellerie, Kopfsalat, Gur-
ken u.a.) Diese werden zuvor nicht getrocknet. Verwenden Sie statt Reiskleie und Salzmischung nur pures
Salz - etwa 1 Tasse Salz auf etwa 7 kg Gemüse. Sie
sind nach ungefähr drei Tagen fertig und etwa zwei
bis drei Monate haltbar, wenn sie kühl gelagert werden.

2. In einer Salatpresse - mehr yin: Zerhacken Sie Gemüse.
   Nehmen Sie 1/2 Eßlöffel Salz für 1/2 Kohl oder der ent-
   sprechenden Menge anderer Gemüse. Vermischen Sie die-
   ses und geben Sie es in die Presse. Dann zudrehen.
   Wenn die Flüssigkeit ausgetreten ist, lassen Sie die
   Presse zu, lassen jedoch die Flüssigkeit darin (um
   dem Salz, das in der Flüssigkeit enthalten ist, die
   Möglichkeit zu geben, die Gemüse zu yangisieren). Von
   Zeit zu Zeit nachspannen. Diese können nach ein paar
   Stunden gegessen werden, sie schmecken jedoch nach
   ein oder zwei Tagen besser.

3. In Eile: Zerhacken Sie die Gemüse. Fügen Sie etwas
   Salz hinzu. Mit den Händen auspressen. (Diese Metho-
   de ist am meisten yin von den dreien; Druck, Zeit und
   Salz sind yang.)

Aus mehreren Gründen sollten die meisten Amerikaner, die
mit der makrobiotischen Ernährungsweise beginnen, nur geringe Mengen an Salz verwenden. Da Salz sehr yang ist, hält es
das Yin im Körper fest und unterdrückt so dessen Ausschei-

dung. Zum zweiten führt übermäßiger Salzkonsum zu übermäßigem Essen. Drittens ist es unmöglich, sich schnell zu yangisieren, ohne später mit ähnlicher Geschwindigkeit in die entgegengesetzte Richtung zu tendieren. Viertens haben die meisten von uns eine lange Zeit des Fleischessens hinter sich und benötigen deshalb weit weniger Salz als die Menschen im Orient. (Tatsächlich haben die Menschen des Westens aufgrund des Fleischgenusses weit mehr Salz angelagert als die Orientalen.) Fünftens sind die meisten Jugendlichen im Westen träge und arbeiten nicht. Deshalb können sie kein Salz zu sich nehmen (und deshalb können sie auch nicht arbeiten).

Um zu vermeiden, Zucker zu essen und zuviel Nahrung zu sich zu nehmen, sollte man weniger extrem yangbetonte Nahrungsmittel wie Klettenwurzel, Kuzu, Buchweizen, Hirse, Fisch, Geflügel, Salz oder Mu-Tee verwenden. Eine andere Möglichkeit ist, ein wenig mehr yinbetonte Nahrung wie Gemüse, yinbetonte Getreide, rohe Gemüse, gekochte Bohnen oder Algen (Kombu und Wakame auch roh) zu essen. Eine dritte Möglichkeit, Extreme zu vermeiden, ist gesteigerte Aktivität. Hat jemand ein zu schwaches Zwischenhirn, so ist sein Nervensystem zu empfindsam für Reize. Das Resultat ist, daß das Nervensystem zu stark anspricht und die Anziehung von Extremen schafft. Um das Zwischenhirn zu stärken, sollte man zu jeder Zeit ein bißchen hungrig sein, aktiv sein oder harte physische Arbeit verrichten. Bieten Sie Ihren Mitmenschen fortwährend Ihre Dienste und Ihr Lächeln an; harte Arbeit ist gute Medizin, auch wenn man sich schwach fühlt.

Eine einfache Mahlzeit:

Reis

Gemüse

Miso-Suppe

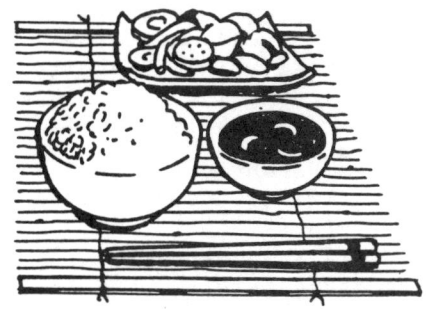

D. Makrobiotisch kochen

1. Was bedeutet makrobiotisch kochen?

Die Natur gibt dem Menschen alles - Yin und Yang - Sonnenschein und Wasser, Regen, leichten Wind und Sturm, Meer und Gebirge, Eis, Wolken, heiß und kalt, Wüste und Überschwemmung, Krankheit und Gesundheit, Krieg und Frieden, bitter und sauer, erhitzend und abkühlend, salzig und süß. Der Mensch ist nackt und unfrei in diese Welt geboren. Er würde sofort sterben, hätte er nicht die Sicherheit der Herberge, die Fürsorge der Mutter und die Milch als Nahrung. Dennoch ist er dazu bestimmt, die freieste Kreatur auf der Erde zu werden, indem er alle Arten von natürlichen Prüfungen und menschlicher Erziehung bekommt. Um menschliche Fähigkeiten zu erreichen, muß er seine äußerst präzise Maschine - den menschlichen Körper - zu dem Punkt hin entwickeln, daß er ein funktionales inneres Gleichgewicht beibehalten kann, das konstant bleibt unter jeglichen Veränderungen der äußeren Bedingungen. Er muß sein erstaunliches Nerven- und Hormonsystem so entwickeln, daß er die ordnungsgemäßen Aktivitäten der verschiedenen Organe beibehalten kann. Er muß sein Zwischenhirn so entwickeln, daß er seine Ruhe und Eleganz in einem Sturm, einem Gewitter, bei einer Überschwemmung, im Krieg, in Verzweifelung, bei Feindseligkeit und allen Prüfungen des Schicksals beibehalten kann. Er muß sein Gehirn so entwickeln, daß er sich am Humor eines Mark Twain, an der Einfachheit des Haiku, an der Erhabenheit in einer kleinen Blume und an der Nützlichkeit im Nicht-Nutzen erfreuen kann.

Weiterhin muß er alles, was er will, umwandeln (transmutieren) können. Pflanzliches in Tierisches, Kohlenhydrate in Zucker, Zucker in Eiweiß, Natrium in Kalium, Magnesium in Eisen, Nahrung in Blut, Bitterkeit in Süße, Ärger in Freude, Unruhe in Frieden, Eifersucht in Freigebigkeit, Exklusivität in allumfassende Liebe, und Arroganz in Bescheidenheit. Die Fähigkeit zu dieser Umwandlung ist die Freiheit, die alle Menschen erreichen wollen. Eine solche Freiheit ist möglich, wenn jemand eine gesunde Körperflüssigkeit, gesunde Organe, ein gesundes Nervensystem, ein gesundes Hormonsystem und ein gesundes Gehirn besitzt. Die physiologische Beschaffenheit des Menschen ist der Grundstein zu der Freiheit der Umwandlung.

Eine solche Freiheit der Umwandlung wird durch die tägliche Übung entwickelt - insbesondere beim Essen und Trinken. Die Erziehung zu der Freiheit der Umwandlung ist die makrobiotische Ernährung, und die Zubereitung dieser Ernährung ist makrobiotisches Kochen.

Das Kochen macht unsere Fähigkeit zur Umwandlung leichter, schneller und fließender. Ohne die richtige Art zu kochen wird der Mensch große Schwierigkeiten haben, manches von

der Nahrung, die er ißt, aufzunehmen und zu verdauen, und
sein funktionales inneres Gleichgewicht aufrecht zu erhalten, wie auch eine gesunde und glückliche Mentalität unter
jeglicher Art von Herausforderung durch Streß oder Anspan-
nung. Mit anderen Worten, das Kochen ist nicht allein die
Technik der Zubereitung delikater Gerichte, sondern in gleichem Maße eine geheiligte Zeremonie, bei der sich Natur und
menschliches Handeln treffen. Die Küche ist das Atelier,
wo das Leben erschaffen wird. Das Kochen muß mit dem Ge-
spür eines Künstlers, der Präzision eines Wissenschaftlers
und dem tiefen Verständnis eines Philosophen ausgeführt
werden.

Das makrobiotische Kochen ist ein lebenslanges Studium
und eine Erziehung, die der Mensch auch nicht für einen
Tag vergessen kann. Das makrobiotische Kochen ist die
Quelle für einen starken Körper und eine hohe Urteilsfähig-
keit, ohne die der Mensch niemals glücklich und frei sein
kann.

2. Die Methode des makrobiotischen Kochens
Makrobiotisch kochen heißt nichts anderes, als die Ordnung der Natur anzuwenden, die besagt, daß sich alles
wandelt - Yin wird Yang, Yang wird Yin. Das Kochen ist
eine Technik, die diesen Wandel unterstützt, so daß der
Mensch die Ordnung des Menschen in sich selbst schaffen
kann. Mit anderen Worten, das Kochen verschafft ihm die
Ordnung der Körpersäfte, der Organe, des Nervensystems
und des Gehirns. Einige Nahrungsmittel sind jedoch von
dieser Ordnung zu weit entfernt. Einige Nahrungsmittel
sind für den Menschen nicht geeignet. Daher ist der erste Schritt beim Kochen die Auswahl der Nahrungsmittel.

3. Die Auswahl der Nahrungsmittel
Es gibt tausende Arten Nahrungsmittel auf der Erde. Wir
können sie in zwei Kategorien einteilen - die eine umfaßt
die tierischen, die andere die pflanzlichen Nahrungsmittel. Wir verwenden hauptsächlich die pflanzlichen, da die
Tiere die letzte Stufe in der Evolution des Lebens darstellen. (Das Leben ist eine spiralförmige Umwandlung,
die in der Einen Unendlichkeit beginnt und in der Tierwelt endet.) Das Tier ist das Endstadium in der Evolution des Lebens. Deren nächste Stufe ist dann die Auflö-
sung. Daher beginnt unser Körper sich aufzulösen, wenn
wir hauptsächlich tierische Nahrung zu uns nehmen - ein
krebsartiger Zustand.
Pflanzliche Nahrungsmittel sind im Gegensatz zu tierischen Nahrungsmitteln eine unreife Stufe des Lebens. Sie
sind jungfräuliches Leben. Deshalb erschaffen pflanzliche Nahrungsmittel unseren Körper, verjüngen uns und machen uns gesund.

Es gibt eine Ordnung in der Auswahl der pflanzlichen
Nahrungsmittel. Die erste Wahl stellen die Getreide dar,
da sie die ergiebigsten der eßbaren Pflanzen sind, und die
Struktur unserer Zähne uns darauf hinweist, daß wir Ge-
treideesser sind. Gleich nach dem Getreide kommt das
Gemüse - Gemüse aus dem Gebirge, vom Feld und aus dem
Meer. Die grobe Reihenfolge der Nahrungsmittel des Men-
schen sollte die folgende sein: Getreide, Gemüse, Salz,
Öl, Fisch, Nüsse, Früchte, Milch, Fleisch, Eier, Gewür-
ze (siehe *The Macrobiotic*, Jahrgang 10, Nr. 4).

Um eine weitere Auswahl bei unseren Nahrungsmitteln zu
treffen, gebrauchen wir drei Prinzipien: Die Ökologie
des Lebens, die Ökonomie des Lebens und das Yin/Yang-
Prinzip. Kurz gesagt, benutzen Sie die Ordnung von Raum
und Zeit. Wählen Sie die Nahrung aus, die in Ihrer nächsten Umgebung wächst. Kochen Sie die Nahrung so vollständig wie möglich, damit Sie eine vollständige Ernährung bekommen. Vollständige (ganze) Nahrungsmittel haben
Leben, Teile davon jedoch nicht. Das Leben schließt vollständige Ernährung ein, weil es lebendig ist. Der Teil
eines Nahrungsmittels lebt jedoch nicht und stellt deshalb keine vollkommene Ernährung dar. Wir verwenden zum
Beispiel die Blätter von Möhren für Tempura, anstatt sie
wegzuwerfen. Das gleiche gilt für Schalottenwurzeln u.a.
Schälen Sie keine Lotos- oder Klettenwurzel! Den Fisch-
kopf verwenden wir als Suppengrundlage. Derjenige, der
viel Abfall macht, ist kein guter Koch.

Das Ausbalancieren ist wichtig bei der Auswahl der Nahrung. Verwenden Sie Landgemüse zusammen mit Meeresgemüsen.
Fügen Sie tierischer Nahrung Gemüse bei. Kaliumreiche Nahrungsmittel müssen mit Hitze, Druck und Salz ausbalanciert
werden, weil erstere yin sind und die letzteren yang.

4. Das Schneiden
Die Gemüse müssen sorgfältig gewaschen werden, um den
Schmutz und verdorbene Teile zu entfernen. Zerbrechen Sie
die Blätter nicht beim Waschen. Die Art zu schneiden wird
durch die Art des Kochens bestimmt. Für die Zubereitung eines Schmorgerichtes oder eines Nitsukés, die längere Koch-
zeiten erfordern, schneiden Sie sie in größere Stücke. Für
die Zubereitung eines Schnellgerichts jedoch schneiden Sie
sie dünn, so daß sie in kurzer Zeit gar sind. Für eine Miso-
suppe schneiden Sie am besten kleine und dünne Stücke. Für
Russische Suppe, Gedämpftes oder Oden (japanisches Eintopf-
gericht mit Original-Tamari) schneiden Sie sie in große
Stücke.
Beim Gemüseschneiden muß man die Balance zwischen Yin und
Yang bedenken. Schneidet man zum Beispiel eine Zwiebel hori-
zontal, so erhält man jeweils eine yin- und eine yangbetonte
Zwiebelhälfte, was zur Folge hat, daß einer nur die Yinteile

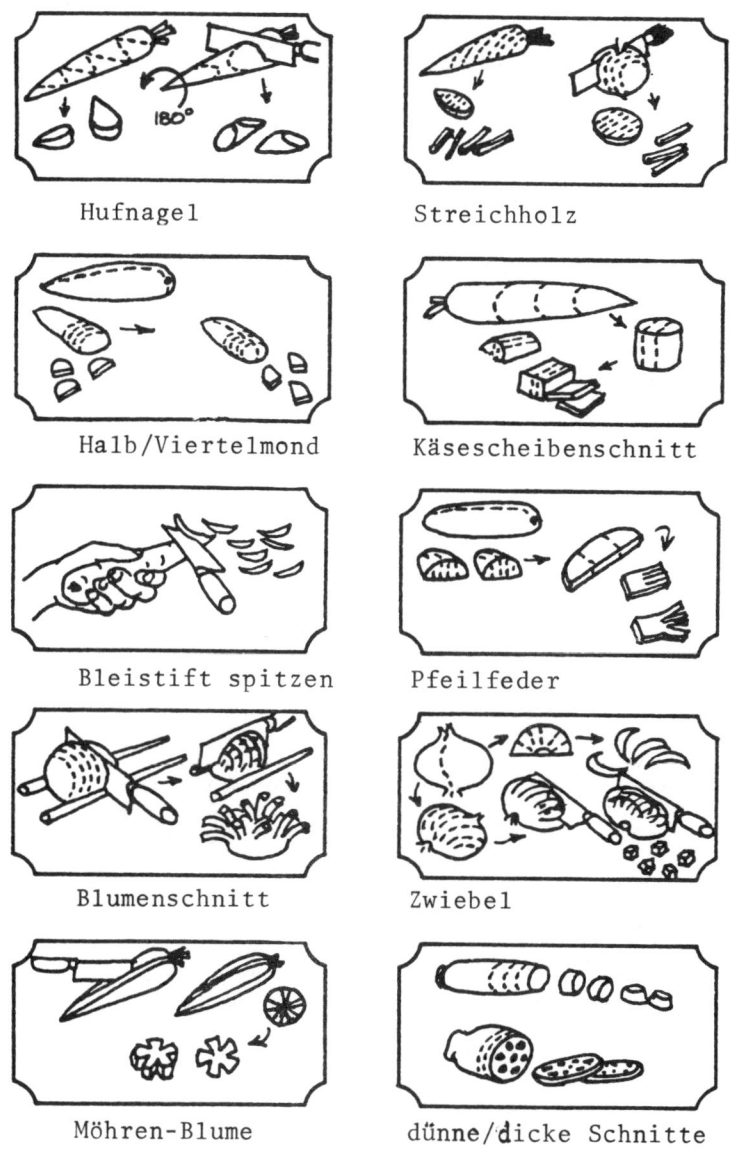

Hufnagel   Streichholz

Halb/Viertelmond   Käsescheibenschnitt

Bleistift spitzen   Pfeilfeder

Blumenschnitt   Zwiebel

Möhren-Blume   dünne/dicke Schnitte

und der andere nur die Yangteile erhalten wird. Deshalb müssen Sie eine Zwiebel vertikal schneiden, indem Sie sie auf
ihre eigene Achse stellen, so daß jedes Stück sowohl Yin wie
auch Yang enthält. Der obere Teil der Wurzel ist mehr yin
als der untere. Wenn Sie diagonal schneiden, um die Enden

mit einzuschließen, werden Sie einen guten Ausgleich zwischen Yin und Yang schaffen. Die Form der Gemüse macht ein Gericht schön und attraktiv. Oberflächliches Schneiden zerstört die Köstlichkeit und den Geschmack des Gerichtes. Ebenso müssen Gemüsebrett und Messer jedesmal gereinigt werden, wenn man verschiedene Gemüse schneidet, weil das Yin und Yang in der richtigen Ordnung erhält.

5. Das Kochen

Verwenden Sie weder Zucker noch Monosodium-Glutamat! Das ist die erste Regel beim Kochen. Der charakteristische Geschmack eines jeden Nahrungsmittels muß vollkommen in das Gericht eingebracht werden, und erst zum Schluß werden sie zu einem Ganzen vereinigt. Es gibt sieben Arten des Kochens: Kochen, Bakken, Rösten, Kochen unter Druck, Sautieren, Fritieren und Dämpfen. Beginnen Sie mit den Nahrungsmitteln, die eine längere Zeit zum Garwerden benötigen.

Beim Kochen muß auf Ordnung geachtet werden. Die Kleidung und die äußere Erscheinung müssen sauber und ordentlich sein, und die benutzten Pfannen müssen unmittelbar nach Gebrauch gereinigt werden, um sie für die nächste Verwendung bereit zu haben. Die Reihenfolge der Zubereitung muß überlegt werden, bevor man mit dem Kochen beginnt; anderenfalls wird viel Zeit vergeudet. Eine solche Reihenfolge ist sehr wichtig beim Kochen, da sie zu weniger Abfall und Fehlern führt, und das Resultat wird besserer Geschmack wie auch ein höherer Nährwert sein. Eines Menschen Charakter spiegelt sich in seiner Kochweise und seinen Gerichten wider. Eine nachlässige Person zum Beispiel bringt eine Art zu kochen zustande, die sehr chaotisch ist. Andererseits wird ein sorgsamer freundlicher Mensch zufriedenstellende vollwertige Gerichte schaffen. Daher sind Liebe, Bereitschaft zu geben und Aufmerksamkeit die fundamentalen Prinzipien des Kochens.

6. Das Servieren

Mäßigung, Sauberkeit und Ausgewogenheit die Nahrung betreffend sind wichtig. Im Normalfall sollte 50% oder mehr der täglichen Ernährung aus Getreide bestehen. Bei besonderen Anlässen oder für Anfänger können etwas mehr Desserts gereicht werden. Die Zusammenstellung der Nahrung, Form, Farbe und Geschmack müssen gut aufeinander abgestimmt sein. Beispielsweise sind geriebener Rettich mit Mochi, geriebener Rettich und Petersilie oder in Scheiben geschnittener Rettich zu Tempura oder Sashimi gute Zusammenstellungen. Ingwer steigert immer den Geschmack von Fisch.

Yangnahrung muß mit Yinnahrung kombiniert werden. Zum Beispiel ist es gut, einen Lachskopf mit Sojabohnen zusammen zu kochen. Lotoswurzel und Hiziki, Adukibohnen und Kombu, Rettich und Fisch - das sind gute Zusammenstellungen.

Vermischen Sie nicht kalte und warme Nahrung in einer
Lunch-Box, da dies zu Fermentierung führen wird.

7. Allgemeine Vorschläge
Bereiten, kochen und servieren Sie Ihr Mahl mit Sorgfalt
und Liebe. Liebe und Sorgfalt machen den Unterschied in Geschmack und Erscheinungsbild aus und sind der Schlüssel zum
erfolgreichen Kochen. Nur wenn mit Liebe und Sorgfalt Ihr
Essen zubereitet ist, ist es schöpferisch, einzigartig und
ganzheitlich.

Das Zusammenkommen am Mittagstisch ist ein freudiges Ri-
tual für die Familie und eine Gelegenheit, Dankbarkeit zu
zeigen. In einer solchen Familie wird es keinen Platz für
Krankheit und Seelenangst geben.

Als letztes möchte ich noch darauf hinweisen, daß der
Hunger das beste Gewürz eines jeden Gerichtes ist. Der Zen-
Mönch Takuan lud eines Tages einen Adligen in seinen Tempel
zum Essen ein. Der Adlige wartete und wartete viele Stunden
lang in der Erwartung, von Takuan ein delikates Mahl serviert zu bekommen. Stunden später servierte ihm jedoch Takuan ungeschälten Reis und Rettich-Pickles. Es war das deli-
kateste Mahl, das der Adlige jemals genossen hatte, weil er
so hungrig war, nachdem er eine so lange Zeit gewartet hatte.

Kauen Sie gut und essen Sie mäßig! Das ist das beste Verhalten bei Tisch.

8. Zusammenfassung des Kochens

   a. Hauptnahrung: Getreide - ungeschälter Reis, Buchweizen,
      Weizen, Hirse, Gerste, Roggen, Hafer und Mais.

   b. Nahrung an zweiter Stelle: Gemüse der Jahreszeit - $1/3$
      der Nahrungsaufnahme. Meeresgemüse und Bohnen - $1/3$ vom
      Gemüse. Der Rest kann aus Fisch, Eiern, Milch, Nüssen,
      Samen, Milchprodukten oder Geflügel bestehen.

   c. Gewürze: Salz, Öl, Original-Tamari Sojasauce, Miso.

   d. Verwenden Sie die ganze Nahrung. Werfen Sie nichts weg.

   e. Vermeiden Sie Nahrungsmittel aus fernen Gegenden und an-
      deren Jahreszeiten. Geschälter Reis, Weißbrot, Fleisch,
      Zucker, Süßigkeiten, tropische Früchte, chemische Zu-
      sätze, chemische Produkte und chemische Gewürze sind der
      Gesundheit nicht dienlich. Sie sollten generell vermie-
      den werden.

f. Kauen Sie gut!

g. Essen Sie Rettich- oder Miso-Pickles, nachdem Sie damit Ihren Teller gereinigt haben. Auf diese Weise sparen die Zen-Mönche Zeit beim Abwaschen.

h. Etwas Sesam-Salz (Goma-Sio), Shio-Kombu, Kimpira oder Tekka kann zu jeder Mahlzeit gereicht werden.

i. Machen Sie sich zu jeder Zeit Ihre eigenen Pickles, damit Sie Abwechselung in Ihre Gerichte bringen und für Ihre unerwarteten Gäste stets etwas Gutes zum Anbieten haben können.

j. Leute, die vielbeschäftigt sind, kochen für eine Woche im voraus und bewahren das Essen im Kühlschrank auf. Misosuppe kann nicht länger als ein paar Tage aufgehoben werden, weil der Geschmack leidet. Bewahren Sie deshalb die Suppengrundlage auf und fügen Sie das Miso jeweils beim Erhitzen frisch hinzu.

E. Rezepte

---1. UNGESCHÄLTER REIS, GEKOCHT---

a. im Druckkochtopf
   1 Tasse ungeschälter Reis (für 2 Personen)
   1¼ Tassen Wasser
   ¼ Teelöffel Salz
Waschen Sie den Reis sorgfältig, bis das Wasser klar ist. Geben Sie die abgemessenen Mengen Wasser und Reis in einen Druckkochtopf. Haben Sie einen alten Druck-kochtopf, bei dem an den Seiten Dampf entweicht und kein starker Druck innen erzeugt wird, wenn Sie darin Essen kochen, weichen Sie den Reis über Nacht ein. Fügen Sie das Salz direkt vor dem Aufkochen hinzu, setzen Sie den Deckel darauf und kochen Sie auf kleiner Flamme 30 Minuten lang, sodann stellen Sie die Flamme hoch, bis der volle Druck erreicht ist. Stellen Sie nun klein und kochen weitere 45 bis 60 Minuten. Stellen Sie dann die Flamme aus und lassen den Druck auf normal sinken. Nun stehenlassen für 20 bis 30 Minuten.

Dann nehmen Sie den Deckel ab und mischen den Reis
sorgfältig vor dem Servieren.

b. (einfach) gekochter Reis
   4 Tassen Reis (für 7 Personen)
   6-7 Tassen Wasser
   1 Teelöffel Salz
Waschen Sie den Reis wie unter (a). Fügen Sie das Salz
direkt vor dem Aufkochen hinzu. Kochen Sie auf kleiner
Flamme 30 Minuten, dann stellen Sie die Flamme hoch,
bis das Wasser kocht. Danach kochen Sie den Reis 20
Minuten auf mittlerer und dann 40 Minuten auf kleiner
Flamme. Stellen Sie nun die Flamme aus und lassen den
Reis 40 Minuten ziehen. Dann nehmen Sie den Deckel ab
und mischen den Reis sorgfältig vor dem Servieren.

---2. ZWIEBEL-CREME-MISO-SUPPE---

   6 kleine ganze Zwiebeln
   2 Möhren, in 1/2 cm dicke Scheiben geschnitten
   1/2 Teelöffel Salz
   1/2 Tasse Vollweizenmehl
   2 Teelöffel Öl
   6 Tassen Wasser
   3 Eßlöffel Miso (Sojabohnenpaste)

Erhitzen Sie das Öl, fügen Sie die ganzen Zwiebeln hinzu
und sautieren Sie ein paar Minuten. Dann geben Sie die
Möhren dazu und sautieren weiter einige Minuten. Nun ergänzen Sie mit 2 Tassen Wasser und dem Salz und kochen
die Gemüse 5 bis 7 Minuten unter Druck. Sautieren Sie
das Mehl in 2 Teelöffeln Öl, bis es eine leicht dunkele
Farbe und einen nußähnlichen Geruch annimmt. Während des
Röstens ständig umrühren. Abkühlen lassen und unter Hin-
zufügen von kaltem Wasser aus dem gerösteten Mehl eine
Paste bereiten. Nach Absinken des Drucks geben Sie zu
den Zwiebeln und Möhren 4 Tassen Wasser und bringen dies
zum Kochen. Sodann fügen Sie die obige Mehlpaste zu der
Suppe hinzu, um sie anzudicken. Jetzt mit Miso ergänzen
und einige Minuten lang kochen. Servieren Sie mit darü-
bergestreuter zerhackter Petersilie.

---3. TEMPURA---

Die Gemüse werden in Teig eingetaucht oder mit ihm vermischt und in Maisöl oder einer Mischung aus Mais- und
Sesamöl fritiert. Gemüse und Teig sollten gekühlt sein.
Um beste Resultate zu erzielen, rühren Sie den Teig erst
direkt vor Gebrauch an. Das Öl sollte 7,5 cm tief sein und
eine Temperatur von ungefähr 175°C haben. Wenn die in den
Teig getauchten Gemüse in das Öl gegeben werden, sollten

sie auf den Boden des Topfes sinken und danach sofort an die Oberfläche steigen. Wenden Sie die Stücke, wenn sie gelb an der Oberfläche werden, und backen sie, bis die Stücke braun sind. Beim Backen in schwimmendem Fett sollte immer nur ein gehäufter Teelöffel der Gemüsemischung auf einmal in das Öl gegeben werden. Es sollte immer nur eine Schicht Tempurastücke auf einmal auf dem Öl im Topf schwimmen. Löst sich ein wenig Teig in dem Öl auf, so ist das gewöhnlich ein Zeichen für gute Tempura. Löst sich jedoch nichts von dem Teig auf, wenn er in das Öl gegeben wird, ist er zu dick, und so fügen Sie noch etwas Wasser hinzu. Lassen Sie jedes Stück Tempura gut abtropfen, indem Sie es auf ein Sieb über einer Schüssel legen, um das überschüssige Öl aufzufangen. Nach dem Abtropfen legen Sie die Tempurastücke auf ein Papierhandtuch und servieren sie heiß.

---a. TEMPURA-TEIG---

1 Tasse Vollweizenmehl
1 1/4 Tassen Wasser
1/2 Teelöffel Salz
1 gehäufter Teelöffel Maisstärke

Geben Sie zu den trockenen Zutaten die Hälfte des angegebenen Wassers und verrühren sie miteinander. Dann fügen Sie den Rest Wasser hinzu und verrühren leicht. Es schadet nichts, wenn der Teig klumpt.

---b. TEMPURA-VARIATIONEN---

Möhren: Schneiden Sie die Möhren diagonal in 0,5 cm dicke Scheiben. Vermengen Sie sie mit einer ausreichenden Menge Teig und fritieren sie in Öl.

Zwiebeln: Halbieren Sie die Zwiebeln der Länge nach und schneiden sie in dünne Scheiben, jedoch nur bis zu dem harten Stück am unteren Ende der Zwiebel, um die Scheiben zusammenzuhalten. Jedes Stück sollte wie ein Fächer aussehen. Tauchen Sie sie dann in den Teig und backen in schwimmendem Öl.

Brunnenkresse: Lassen Sie sie ganz, tauchen Sie sie in den Teig und fritieren sie.

Blumenkohl: Zerbrechen Sie ihn in Röschen, tauchen Sie diese in den Teig und backen in schwimmendem Öl.

Sommer/Herbst-Kürbis: Schneiden Sie sie in 2,5 cm breite, 7,5 cm lange und 0,5 cm dicke Stücke. Dann in Teig tauchen und fritieren.

Süßkartoffel: Schneiden Sie sie an der Diagonale in
1 cm dicke Stücke. Dann in Teig tauchen und in schwimmendem Öl backen.

Mais (frisch): Entfernen Sie die Körner aus dem Maiskol-
ben. Fügen Sie kleingehackte Zwiebeln hinzu und verrühren mit Teig. Löffelweise in tiefes Öl geben.

Jede dieser Gemüsearten kann mit einer anderen kombiniert
werden. Servieren Sie mit geriebenem Daikon-Rettich mit
Tamari für leichte Verdauung oder mit Tempurasoße mit geriebenem Rettich.

---c. TEMPURASOSSE---

1 Tasse Kombu-Suppengrundlage
2 Eßlöffel Original-Tamari

Bringen Sie obige Mischung zum Kochen.

---d. KOMBU-SUPPENGRUNDLAGE---

16 Tassen Wasser
ein Stück Kombu 7,5 x 30 cm (finden Sie in Naturkostläden: Kombu-Algen)
¾ Tasse Chuba Iriko (getrockneter japanischer Fisch)

Schneiden Sie die 30 cm lange Kombu mit einer Schere in
2,5 cm dicke Scheiben, indem Sie aber auf einer Seite einen 1 cm breiten Streifen übriglassen. Schneiden Sie die
Kombu nicht ganz durch. Betrachten Sie die Zeichnung:

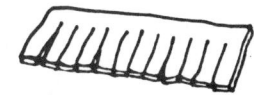

Legen Sie die Kombu (sie kann auch in 2 Hälften à 15 cm
geschnitten werden) in 8 Tassen Wasser. Nun legen Sie
einen Deckel auf den Topf und erhitzen zum Kochen. Dann
fügen Sie den Fisch hinzu und bringen abermals zum Kochen, jedoch ohne Deckel. Gießen Sie nun die Flüssigkeit in eine Schüssel ab. Lassen Sie aber Kombu und
Fisch im Topf. Fügen Sie weitere 8 Tassen Wasser hinzu,
bringen Sie diese zum Kochen und kochen Sie sie 30 Minuten mit Deckel. Dann gießen Sie das Wasser ab und vermischen es mit der ersten Suppengrundlage, oder benutzen
jede einzeln, da sie einen leicht unterschiedlichen Geschmack haben.

---4. KOHL, GEFÜLLT MIT MÖHRENSEMMELN---

Möhrensemmeln (reicht für 40 kleine, rechteckige
Semmeln):
2 Tassen fein geriebene Möhren
1 Tasse kleingehackte Zwiebeln
2 Tassen Vollweizenmehl
1/2 Tasse Buchweizenmehl
2 Teelöffel Salz

Mischen Sie alle Zutaten zusammen. Formen Sie 1 cm x 5 cm
große Rechtecke und fritieren sie in 175°C heißem Öl,
bis sie braun und knusprig sind. Diese Semmeln können
auch zu anderen Gerichten - wie Chop Suey, Blumenkohl-
Gratin oder mit Gemüsen und einer Kuzu-Pfeilwurzel-Soße
- zu Bällchen geformt verwendet werden.

Nehmen Sie den Kohl aus dem Kühlschrank und
lassen Sie ihn einen halben Tag lang bei Zim-
mertemperatur stehen. Entfernen Sie dann sorgfältig alle Blätter und waschen Sie sie. Nun
kochen Sie die Blätter ein paar Minuten lang
in Salzwasser, bis sie eine noch grünere Farbe
annehmen. Dann nehmen Sie sie aus dem Wasser
und legen sie auf ein Sieb. Schneiden Sie aus
dem harten weißen Teil eines jeden Blattes ein
Dreieck mit ca. 2 cm Seitenlänge heraus. Nun
legen Sie auf jedes Kohlblatt eine Möhrensemmel
und wickeln sie darin ein wie ein Paket. Falten
Sie als erstes den harten weißen Teil des Blattes, um damit die Möhrensemmel zu bedecken, falten Sie dann die zwei Seiten des Blattes und rol-
len sie zusammen. Stecken Sie einen Zahnstocher
durch, um das Blatt (= die Roulade) zusammenzuhalten. Nun verfahren Sie mit den anderen Kohl-
blättern und Möhrensemmeln auf dieselbe Art und
Weise. Legen Sie alle gefüllten Blätter dann in
eine mit Wasser bedeckte Pfanne und bringen Sie
sie zum Kochen. Kochen Sie 20 Minuten lang. Nun
fügen Sie einen Teelöffel Salz und 2 Teelöffel
Tamari hinzu und kochen weitere 10 Minuten.

---WEISSE SOSSE---

Erhitzen Sie eine Bratpfanne und geben Sie einen
Teelöffel Öl hinein. Erhitzen Sie bis zum Sieden.
Fügen Sie eine Tasse ungebleichtes weißes Mehl
hinzu. Rösten Sie es auf mittlerer Hitze fünf
Minuten lang unter ständigem Rühren. Wenn sich
die Farbe leicht verändert hat (nicht braun),
stellen Sie die Flamme aus und lassen das Mehl

abkühlen. Sodann fügen Sie 3 bis 4 Tassen Wasser
hinzu, verrühren es mit dem Mehl und bringen
es zum Kochen. Nun geben Sie ½ Teelöffel Salz
dazu und kochen es fünf Minuten nahe am Siede-
punkt. Übergießen Sie die Kohlrouladen mit dieser Soße. Kochen Sie noch für ein paar Minuten
und servieren Sie dann. (Diese Soße kann auch
über die fritierten Möhrensemmeln gegeben werden und als Einzelgericht serviert werden.)

---5. VOLLWEIZENSPAGHETTI-GRATIN MIT LACHS---

1 ½ Packungen Vollweizenspaghetti
2 kleine Zwiebeln, in dünne Scheiben geschnitten
3 Kohlblätter - in 4 cm lange, dünne Streifen geschnitten
2 Selleriestengel (diagonal in dünne Streifen geschnitten)
1 Stück gebackener und kleingehackter Lachs
1 Teelöffel Öl
2 Teelöffel Salz

Geben Sie die Spaghetti mit dem Salz in kochendes Wasser, tun Sie den Deckel auf den Topf und bringen sie
erneut zum Kochen. Fügen Sie sodann 2 Tassen kaltes
Wasser hinzu, indem Sie es von oben nach unten hinein-
rühren. Tun Sie den Deckel wieder auf den Topf und bringen es abermals zum Kochen. Nun stellen Sie die Flamme aus und lassen es mit geschlossenem Deckel einige
Minuten stehen. Prüfen Sie die Spaghetti, indem Sie eine Nudel in ein Glas mit kaltem Wasser legen. Schneiden Sie sie durch, und wenn die Farbe innen und außen
gleich ist, sind sie gar. Achten Sie darauf, daß Vollweizenspaghetti länger kochen müssen als normale weiße Spaghetti. Lassen Sie die Nudeln nun abtropfen und
übergießen Sie sie mehrmals mit kaltem Wasser, bis
sie abgekühlt sind. Wenn die Nudeln nicht übergossen
werden, werden sie später sehr weich. (Das Salzwasser,
welches zum Kochen der Spaghetti verwendet wurde, kann
aufgehoben und zur Bereitung von Suppen oder als Flüssigkeit zum Brotbacken gebraucht werden.)

---BECHAMEL SAUCE---

½ Tasse Vollweizenmehl
1 Teelöffel Salz
1 Eßlöffel Öl
2½ Tassen Wasser

Erhitzen Sie das Öl leicht, rühren Sie das Mehl sorg-

fältig unter und rösten Sie es unter ständigem Rühren. Rösten Sie nicht zu lange - nur so lange, bis
die Klumpen verschwunden sind. Die Farbe des Mehl soll
sich leicht verändern. Dann lassen Sie das Mehl abkühlen, um ein gutes Resultat zu erzielen. Nun fügen
Sie etwas Wasser hinzu und kochen unter gelegentlichem
Umrühren für weitere fünf Minuten. Dann geben Sie das
Salz dazu und kochen 15 Minuten auf kleiner Flamme weiter. Nun stellen Sie es beiseite.

Erhitzen Sie sodann Öl in einer anderen Pfanne und
sautieren Sie die Zwiebeln, bis sie glasig sind, fügen den Kohl hinzu und sautieren so lange, bis sich
ihre Farbe verändert hat. Dann geben Sie den Sellerie
dazu und sautieren für weitere paar Minuten. Fügen
Sie nun das Salz hinzu und kochen, bis sie anteilig
weich sind. Jetzt geben Sie die gekochten Spaghetti
in eine bedeckte Kasserolle und legen die Gemüse oben
auf die Nudeln. Streuen Sie den Lachs darüber und übergießen Sie alles mit der Bechamel-Sauce. Sodann backen
Sie das ganze 20 bis 30 Minuten lang in einem 175°C
heißen Backofen.

---6. KICHERERBSEN MIT SOSSE---

    1 Tasse Kichererbsen
    1 mittelgroße Zwiebel
    1 Teelöffel Öl
    2 Tassen Wasser

Weichen Sie die Kichererbsen über Nacht in 2 Tassen
Wasser ein. Hacken Sie die Zwiebel klein und sautieren Sie sie in Öl, bis sie eine leicht braune Farbe
hat. (Die Zwiebel in einem Dampfdrucktopf sautieren.)
Fügen Sie die Kichererbsen und das Einweichwasser hinzu und tun Sie den Deckel darauf. Stellen Sie dann die
Flamme auf groß, bis der Drucktopf seinen vollen Druck
erreicht hat, und dann auf klein und kochen nun 45 Minuten lang. Sodann stellen Sie die Flamme aus und lassen
den Druck absinken.

---DIE SOSSE---

    1 Tasse in 8 Stücke geschnittene Zwiebeln
    3 Tassen in Röschen zerlegten Blumenkohl
    ½ Tasse Möhren in Scheiben - schneiden Sie die
        Möhren der Länge nach in ihre Hälften und dann
        diagonal in 0,5 cm dicke Scheiben
    2 Teelöffel Öl
    2 Teelöffel Salz
    2 Teelöffel Tahin (Sesammus - Sie finden es in Natur-
        kostläden und griechischen Lebensmittelgeschäften)

Erhitzen Sie eine Pfanne, geben Sie das Öl hinein und erhitzen es bis zum Sieden. Fügen Sie die Zwiebeln hinzu und sautieren sie, bis sie glasig sind. Sodann geben Sie den Blumenkohl dazu, sautieren weitere fünf Minuten, fügen dann die Möhren hinzu und sautieren weiter ein paar Minuten. Nun geben Sie etwas Wasser hinein und bedecken die Gemüse mit einem Deckel. Bringen Sie es zum Kochen und kochen sie auf kleiner Flamme 20 Minuten lang. Geben Sie dann das Salz dazu und kochen abermals 15 Minuten. Sodann rühren Sie das Tahin ein und kochen weitere 5 Minuten. Mischen Sie sorgfältig das Tahin unter die Gemüse. Servieren Sie heiß über Reis oder auf Brot.

---7. GEPRESSTER ROMANISCHER KOPFSALAT---

2 Köpfe romanischer Kopfsalat
1 Möhre, sehr dünn in Streichholzform geschnitten
1/2 Bund Radieschen, in dünne Scheiben geschnitten
2 Teelöffel Salz
3 Bund Schalotten, sehr dünn geschnitten

Schneiden Sie den Salat in Viertel, brechen Sie ihn auseinander und schneiden Sie ihn in 2,5 cm lange Stücke. Mischen Sie alle Zutaten sorgfältig mit dem Salz. Geben Sie sie dann in eine japanische Gemüsepresse oder in einen Topf mit einem Brett darauf, das auf den Salat drückt, und einem schweren Gegenstand wie einem Stein oben drauf. Wenn das Wasser austritt und an die Oberfläche kommt, gießen Sie es ab, lassen es aber mindestens 1 cm hoch stehen, damit der Salat nicht verdirbt. Sodann kann der Salat gegessen werden, ist aber schmackhafter, wenn er noch zwei bis drei Tage stehengelassen wird. Dies ist besonders im Winter besser.

---8. APFELKRUSTE---

4 Tassen geschnittene Äpfel oder Pfirsiche (Jahres-
1/3 Tasse Vollweizenmehl   zeit!)
1 Tasse rohe Haferflocken
1/2 Teelöffel Salz
1 Teelöffel Zimt
1 Teelöffel geriebene Zitronenschale
1/8 Tasse Wasser, vermischt mit 1/8 Tasse Öl

Geben Sie die Äpfel in eine eingeölte flache Backform und bestreuen Sie sie mit der Zitronenschale. Vermischen Sie dann die trockenen Zutaten. Fügen Sie nun das Öl hinzu und mischen, bis alles krümelig wird. Nun

streuen Sie die Krümel über die Äpfel. Backen Sie sie
dann in einem 175°C heißen Backofen 30 Minuten lang, oder
so lange, bis die Äpfel weich sind.

F. Liefert die makrobiotische Ernährung genügend Eiweiß?

In der zweiten Hälfte des 19. Jahrhunderts behauptete
Voit, daß der Eiweißbedarf eines Durchschnittsmenschen
bei 118 g läge, und der eines Schwerarbeiters bei 145 g.
Ein amerikanischer Ernährungswissenschaftler namens Atwater
empfahl einen Wert von 125 g, der mehrere Jahrzehnte lang
als der Standardwert für den Eiweißbedarf angesehen wurde.
1912 kam McCay in seiner Studie zu dem Schluß, daß die in
der Nahrung enthaltene Menge Eiweiß zu einem höheren Grad
an Muskelkraft, Ausdauer, Widerstandsfähigkeit Krankheiten
gegenüber, Mut und Kampfgeist führt. Mit anderen Worten ist
eine Rasse, die mehr tierisches Eiweiß zu sich nimmt, stär-
ker und männlicher.

1901 verlangte Russel Chittenden von der Yale-Universität
jedoch, den Eiweißbedarf auf zwei Drittel zu reduzieren.
Horace Fletcher, Vater des „Fletcherismus", befolgte unter
der Aufsicht von Dr. Chittenden mehrere Monate lang eine Diät,
die nur 43 g Eiweiß enthielt, und hielt dabei sein Gewicht von
75 kg. Er konnte sogar schwere Arbeit verrichten.

Chittenden führte weitere Experimente mit fünf Lehrern, dreizehn Soldaten und acht Sportlern durch und analysierte ihre
Nahrungsaufnahme und ihre Ausscheidungen 225 Tage lang. Chittenden folgerte daraus, daß man imstande ist, die Gesundheit
zu erhalten, wenn man 36 g Eiweiß und 2000 Kalorien täglich
verbraucht. Er erhielt sich sein Gewicht von 56 kg. Dr.Mendel
bewahrte gute Gesundheit bei 70 kg mit einem täglichen Ver-
brauch von 40 g Eiweiß pro Tag. Ebenso erhielten alle anderen
ihre Gesundheit während dieser eiweißarmen Diät.

Chittenden schloß daraus folgendes:
1. Eiweiß kann in unserem Körpergewebe nicht angelagert
   werden.
2. Erhält unser Körper ein Übermaß an Eiweiß, verschwendet
   er Energie.
3. Überschüssiges Eiweiß erzeugt Giftstoffe durch Gärung
   im Dickdarm.

ist als Energiequelle nicht notwendig, da Kohlen-
und Fette diese Aufgabe ausreichend wahrnehmen.
notwendig, tierisches und pflanzliches Eiweiß in
ıten Verhältnis zu sich zu nehmen.

Heutzutage scheiden sich die Meinungen der Wissenschaftler darüber, welche Menge an Eiweiß für eine gute Gesundheit benötigt wird. Nach dem Report der Weltgesundheitsorganisation (WHO) beträgt der Eiweißbedarf eines durchschnittlichen Erwachsenen 0,59 g pro kg Körpergewicht täglich. Wenn ein Mensch demnach 59 kg wiegt, benötigt er 36 g Eiweiß pro Tag. Nach dem Bericht „Die Zusammensetzung der Nahrung" des U.S. Department of Agriculture (Landwirtschaftsministerium) enthält ein Pfund (= 453 g) der folgenden Nahrungsmittel die folgende Menge an Eiweiß:

Abalonen (Schneckenart)	35g	Apfel	0,8g	Austernfleisch	38g
Brot	40	Buttermilch	16	Eidotter	49
Eiweiß	72	Forelle	97	Gerste	37
Hähnchen	40	Hafermehl	64	Heilbutt	56
Hühnerei	58	Hüttenkäse	60	Käse	80-100
Kalbfleisch	66	Kotelett	59,1	Krabbenfleisch	75
Lachs	66	Limabohnen	38	Süßer Mais	8
Maismehl	35	Maisschrot	40	Makkaroni	56
Mandel	43	Milch	16	Miso	47,6
Muschelfleisch	60	Natto (ferm.Sojab.)	76,7	Reis	34
Rindfleisch	53	Roggen	55	Schweinefleisch	32,6
Seebarsch,gestreift	37	Seebarsch,schwarz	34	Sesamsamen	84,4
Sojabohnen,trocken	154	Spaghetti	57	Speck	38
Tamari	25	Thunfisch	114	Truthahn	50
Vollweizen	64	Weizenvollmehl	60		

453 g Reis pro Tag wird für einen durchschnittlichen Erwachsenen genügend Eiweiß liefern; ebenso ausreichend werden 280 g Miso sein. Demzufolge werden 230 g Reis, 30 g Miso oder Tamari, 60 g Bohnen und Algen und einige Schnitten Brot genügend Eiweiß für den Durchschnittsamerikaner liefern.

Sojabohnen und Sesamsamen enthalten nahezu sämtliche Aminosäuren. Deswegen sind Miso, echtes Tamari und Sesamsalz (Goma-Sio) einige der besten Gewürze. Wenn diese täglich zusammen mit Getreide und Gemüse gegessen werden, so wird die Versorgung mit den essentiellen Aminosäuren ausreichend sein, vorausgesetzt, man ist in der Lage, solche Nahrung zu absorbieren.

Modernen Ernährungstheorien zufolge gibt es 8-10 essentielle Aminosäuren, die durch die Nahrung, die wir zu uns nehmen, zugeführt werden müssen. Es sind dies die folgenden:

	Kuh	Schwein	Sojabohne	Sesamsamen
Histidin	0,079	0,073	0,111	0,136
Isoleucin	0,327	0,321	0,336	0,261
Leucin	0,572	0,46	0,482	0,461
Lysin	0,546	0,46	0,395	0,16
Methionin	0,155	0,156	0,084	0,175
Phenylalanin	0,257	0,246	0,309	0,4
Threonin	0,276	0,29	0,246	0,194
Tryptophan	0,073	0,081	0,086	0,091
Tyrosin	0,212	0,223	0,199	0,261
Valin	0,347	0,325	0,328	0,244

Diese Tabelle zeigt die Menge der essentiellen Aminosäuren pro Gramm im Verhältnis zu jedem Gramm des Stickstoffs in der Nahrung, entnommen *Importance of Vegetarism (Die Bedeutung des Vegetarismus)* von Dr. M.Ushio.
Die unterstrichenen Zahlen zeigen den höchsten Wert an essentiellen Aminosäuren innerhalb dieser vier Nahrungsmittel. Tierische Nahrung enthält die größte Menge von vier essentiellen Aminosäuren, und zwar von Threonin, Leucin, Lysin und Valin. Pflanzliche Nahrung jedoch enthält die größte Menge von sechs essentiellen Aminosäuren, und zwar von Tryptophan, Isoleucin, Histidin, Phenylalanin, Tyrosin und Methionin.
Lysin und Leucin, die in tierischer Nahrung einen hohen Gehalt haben, stehen mit dem Wachstum in Zusammenhang. Deswegen brauchen Menschen, deren Wachstum abgeschlossen ist, nicht viel von diesen Aminosäuren. Tryptophan und Histidin stehen mit der Erhaltung des Körpers und seinem Stoffwechsel in Beziehung. Von daher sind diese für Erwachsene die wichtigeren. Dieser Vergleich empfiehlt allerdings nicht eine Fleischernährung für die Jugend, denn Kinder können aus Kohlehydraten ihr eigenes Eiweiß umwandeln. Im Gegensatz zu der allgemein akzeptierten Theorie empfehlen wir für Kinder nach der Stillzeit nur wenig tierische Nahrung. Viele Kinder sind ohne Fleisch und Fisch völlig gesund, auch wenn sie nicht so kräftig wie mit Fleisch ernährte Kinder sind.
Der Gehalt der Nahrungsmittel an Eiweiß von verschiedenen Quellen in Bezug auf ihre Zusammensetzung an essentiellen Aminosäuren (mg Aminosäure/g Stickstoff aus *Man and Food* [*Mensch und Nahrung*]von Magnus Pyke) wird in Tabelle A dargestellt.
Dr. Bieler warnt in seinem Buch *Food is Your Best Medicine (Die Nahrung ist Ihre beste Medizin)* davor, daß ein Übermaß an tierischem Eiweiß für uns schädlich sein kann. In diesem Punkt stimmen wir mit ihm überein. Tierisches Eiweiß sollte mäßig gegessen werden. Zu Beginn der Makrobiotik kann Fisch oder Geflügel 3-4 mal in der Woche gegessen werden; nach einem Jahr einmal die Woche; 3 Jahre nach Beginn der makrobiotischen Ernäh-

TAFEL A

	idealer Eiweiß- wert	Ei	Fleisch (Rind)	Milch (Kuh)	Fisch	Hafer	Reis	Weißmehl
Isoleucin	270	428	332	407	317	302	312	262
Leucin	306	565	575	630	474	436	535	442
Lysin	270	396	540	496	549	212	236	126
Methionin	144	196	154	154	178	84	142	78
Phenylalanin	180	368	256	311	231	309	307	322
Threonin	180	310	275	292	283	192	241	174
Tryptophan	90	106	75	90	62	74	65	69
Tyrosin	180	274	212	323	159	213	269	174
Valin	270	460	345	440	327	348	415	262
Index= *biol.Wertigk.*	*100*	*100*	*83*	*78*	*70*	*79*	*72*	*47*

rung können Fisch und Geflügel dann nach Verlangen, der Wetter-
lage und der Art der Aktivität gegessen werden. Derjenige, der
viel körperliche Arbeit verrichtet, mag mehr davon essen als
jemand, der weniger körperlich arbeitet. Wenn Sie zu Anfang
ein starkes Verlangen nach Fleisch haben, so können Sie es zu
sich nehmen anstelle von Fisch oder Geflügel. Kehren Sie jedoch zu den anderen beiden Arten so bald wie möglich zurück.

G. Vitamine

Die meistgestellte Frage nach derjenigen, ob man bei der
makrobiotischen Ernährung eine ausreichende Menge an Eiweiß
bekommt, ist, ob nicht in der Makrobiotik zuviel gekocht
wird. Zerstört nicht das Kochen die Vitamine? Über das Prinzip des Kochens habe ich bereits im vorangegangenen Kapitel
geschrieben. Hier nun werde ich näher auf die Vitamine eingehen.

Die Geschichte der Vitamine:
Viele Jahre lang wurde der Mangel an Nährstoffen als die
Ursache für Skorbut angesehen. Die erste Rasse, die eine
Heilmethode für Skorbut entdeckte, waren die kanadischen
Indianer, wie von Biggar im Jahre 1924 berichtet. Sie litten
in jedem Winter unter dieser Krankheit, solange bis sie eine
Heilmethode fanden, die darin bestand, Kiefernblätter zu essen. Durch die Anwendung dieser Erkenntnis erzielte Jacques
Cartier gute Resultate, als einige seiner Expeditionsmitglie-
der am Ufer des St. Lorenz Stromes unter Skorbut litten.
James Lind (1753) heilte seine Matrosen von der Skorbut, indem er ihnen Orangen und Zitronen zu essen gab.
Um das Jahr 1880 litten japanische Matrosen der Marine unter Beri-Beri. Admiral K. Takagi änderte ihre Ernährung, indem er ihnen mehr Fleisch und Gemüse gab. Das verringerte
das Auftreten der Krankheit.
1897 rief Eijkman experimentell Beri-Beri, üblich bei Menschen, die Reis essen, bei Hähnchen hervor, indem er ihnen
weißen (d.h. geschälten) Reis gab. Ebenso fand er heraus,
daß die Krankheit verhindert werden kann, wenn man ungeschälten Vollreis füttert. Den Grund dafür konnte er jedoch
nicht erklären.
1911 gelang es dem polnischen Chemiker Casimir Funk, aus
dem Abfall, der beim Polieren von Reis entsteht, eine kri-
stalline Substanz zu extrahieren (auszusondern), die in der
Tat Beri-Beri heilte. Diese Substanz wird heute Vitamin B_1
oder Thiamin genannt.

Bei der Analyse offenbarten diese Kristalle das Vorhandensein von Stickstoff in basischer Verbindung; es handelt sich um den sogenannten „Amin-Stickstoff". Deshalb prägte Funk den Begriff „Vitamin" als Namen für diese lebensspendende Substanz aus der Vorsilbe „vita", was „Leben" heißt, und der Nachsilbe „amin". So ist der Begriff Vitamin entstanden. Die verbesserte Schreibweise „Vitamin" wurde eingeführt, um anzugeben, daß die meisten dieser Verbindungen keine Amine sind.

Arten von Vitaminen:
Es gibt viele Vitamine. Jeder Fachmann gibt eine andere Anzahl von ihnen an. Einschlägige Literatur über Ernährung zählt eine Vielzahl von Vitaminen auf, und manche davon haben mehr als eine Bezeichnung. Der Vitamin B-Komplex beispielsweise besteht aus vielen unterschiedlichen Vitaminen. Niacin wird auch Nikotinsäure genannt; B_1 heißt auch Thiamin; B_2 heißt Riboflavin oder G; B_6 heißt Pyridoxin; B_{12} heißt Cobalamin. Ferner gibt es B_3, B_{15} und B_{17}. Teile des B-Komplexes sind Biotin (oder H), Cholin, Inosit, Folsäure, Pantothensäure, Paraaminobenzolsäure und B-t (Carnitin). Weiter sind zu nennen A, C oder Ascorbinsäure mit den Bioflavoniden (frühere Bezeichnung P), D_1, D_2, D_3, E und F (die ungesättigten Fettsäuren), G oder Riboflavin wie schon erwähnt, H oder Biotin wie oben, K_1, K_2 und viele andere Namen für die gleichen Vitamine. Des weiteren ist wahrscheinlich, daß in den kommenden Jahren viele weitere Vitamine entdeckt werden.

Charaktereigenschaften der Vitamine:
1. Vitamin C - Lesen Sie bitte dazu das Büchlein *Vitamin C and Fruit* von Neven Henaff und George Ohsawa.
Die wichtigsten Quellen von Vitamin C sind Zitrusfrüchte, Tomaten und Blattgemüse, vor allem im Rohzustand. Kleinere Mengen davon findet man in allen anderen Früchten und Gemüsen. Das weist darauf hin, daß Vitamin C yin ist. Vitamin C wird zersetzt, wenn es erhitzt wird - ein Hinweis auf Yin. Wenn man Samen, Getreide und Gemüse keimen läßt, steigt ihr Vitamingehalt manchmal um das Hundertfache. Das ist ebenfalls ein Zeichen von Yin.
„Vitamin C ist das Vitamin, um das wir uns am meisten sorgen sollten, da es nicht nur unbeständig (∇)ist, sondern auch im Körper nicht gelagert werden kann. Es ist auch unter Bedingungen wie Kälte, Hitze, Müdigkeit und Streß schnell aufgezehrt; das letztere ist ein Umstand, unter dem heutzutage Millionen mehr leiden als zu irgendeiner Zeit in der Vergangenheit" (Siehe das hervorragende Buch *About Vitamins (Über Vitamine)* von P.E. Norris).
Weiterhin zerstört das Kochen und das Druckkochen viel Vitamin C in jeder Nahrung. Aus diesem Grunde sind viele gesundheitsbewußte Leute gegen die makrobiotische Ernäh-

rungsweise.
Das ist jedoch keine Rechtfertigung. Kochen oder Nicht-
Kochen macht wenig Unterschied, da sowohl der starke Säure-
und Alkaligehalt im Körper als auch die Körpertemperatur
selbst das Vitamin C allemal zerstören, wie Henaff aus-
führt. Der Durchschnittsmensch muß wie der Eskimo imstande
sein, sein eigenes Vitamin C zu erzeugen. Japanische Wissenschaftler behaupten, daß Teeblätter ein Provitamin C enthalten, das sich nach dem Erhitzen in Vitamin C umwandelt.
Die Skorbut war in Japan zu keiner Zeit weitverbreitet, obwohl die Japaner nahezu alle Nahrung gekocht essen. Dr.
McCollum, Professor an der John Hopkins Universität, sagte
in seinem Buch *The Newer Knowledge of Nutrition (Die neue-*
re Erkenntnis der Ernährung), daß Tiere fähig sind, ihr eigenes Vitamin C zu erzeugen. Warum ist der Mensch nicht mehr
imstande, es selbst hervorzubringen? Ist das ein Zeichen von
Degeneration? Tierversuche zeigen, daß Mäuse, über eine lange Zeit hinweg mit Nahrung gefüttert, die kein Vitamin C
enthält, ihr Leben erhalten, ohne unter Skorbut zu leiden.
Das ist das Resultat einer Vitamin C-Produktion durch die
Mäuse selbst (Parson 1920). Laut McCollum sind nur der
Mensch, das Murmeltier und der Affe nicht in der Lage, ihr
eigenes Vitamin C zu erzeugen. Mäuse, Hunde, Tauben, Hühner, Enten, Truthähne und Fasane benötigen überhaupt kein
Vitamin C. Könnte nicht die Unfähigkeit von Menschen und
Affen, Vitamin C zu produzieren, ein Ergebnis dessen sein,
daß sie zuviel Vitamin C mit der Nahrung aufnehmen, so wie
es in Früchten gefunden wird? Nach Ohsawa wird der Mensch
sein eigenes Vitamin C erzeugen können, wenn er aufhört,
große Mengen Früchte zu essen. Derjenige, der vor einem
Vitamin C-Mangel in seiner Ernährungsweise Angst hat, kann
gesalzenen gepreßten Salat oder rohen Salat (ohne Salz)
essen. (Gepreßter Salat nach jeder Mahlzeit ist sehr zu-
friedenstellend).

2. Vitamin A
Nach den modernen ernährungswissenschaftlichen Theorien
können Tiere ihr eigenes Vitamin A nicht herstellen. Gemüse können es ebenfalls nicht zusammenbauen. Daher glauben die Wissenschaftler, daß das Karotin, welches in Pflanzen aufgebaut wird, sich im tierischen Körper in Vitamin
A umwandelt.
Werden Vitamin A und Karotin Hitze und Luft gleichzeitig ausgesetzt, so neigen sie dazu, sich zu zersetzen;
werden sie jedoch nur der Hitze und nicht der Luft ausgesetzt, so wird das Vitamin dadurch nicht betroffen. Das
weist darauf hin, daß Vitamin A mehr yang ist als Vitamin
C. Da in vielen Nahrungsmitteln große Mengen Vitamin A
enthalten sind, und überschüssiges Vitamin A in der Leber
angelagert werden kann, ist das Risiko eines Mangels ge-

ring bei der makrobiotischen Ernährungsweise, sogar bei Diät Nr. 7, wenn täglich Misosuppe gegessen wird.

3. Vitamin B₁ (Thiamin)

Dieses ist eines der wichtigsten Vitamine. Ein ernsthafter Mangel an B_1 kann folgende Schäden verursachen: 1. Appetitverlust, 2. Verdauungsstörungen, abwechselnd mit Verstopfung und Dickdarmkatarrh (Entzündung des Dickdarms), 3. Herzentzündung und Herzbeschwerden, 4. Versteifung oder Schmerzen in Fingern und Armen.

R.E. Norris weist in *About Vitamins* darauf hin, daß „B_1 im Körper teilweise zerstört und durch den Urin ausgeschieden wird und daß der Körper es nicht anlagern kann. Daher muß es ständig neu zugeführt werden."

Nach McCollum wird Vitamin B_1 beim Kochen dann nicht zerstört, wenn der pH-Wert niedriger als 7 (saures Milieu) ist. Das makrobiotische Kochen, besonders das Kochen mit Druck, zerstört B_1. Die Situation ist jedoch ähnlich der des Vitamin C; wird Vitamin B_1 durch das Kochen zerstört, so verändert das den Nährwert der Nahrung nicht, da es bei dem Verdauungsprozeß in den Gedärmen, bedingt durch die alkalische Umgebung, sowieso zerstört wird. Daher müssen wir unser Vitamin B_1 selbst produzieren. Nach seiner Zersetzung wird das Vitamin B_1, in der Nahrung enthalten, bei seiner Herstellung behilflich sein. Essen wir Vollgetreide, das reichlich B_1 enthält, so werden wir genügend davon bekommen, obwohl es durch das Kochen zerstört wird. Da raffinierte Pflanzenstärken kein B_1 enthalten, sollten Nahrungsmittel wie weißer Zucker, raffinierte Mehle und polierter Reis vermieden werden.

Eine weitere interessante Tatsache über Vitamin B_1 ist die, daß es mit Hilfe von Bakterien aus der Zellulose pflanzlicher Nahrung im Dickdarm erzeugt werden kann. Die makrobiotische Lehre empfiehlt die Aufnahme vollständiger Nahrungsmittel, die Zellulose enthalten. Selbst dieser sogenannte Abfall kann eine sehr wichtige Quelle für das B-Vitamin sein. Hieran kann man den wundervollen Mechanismus und den wundervollen Aufbau der Natur sehen. Die Natur gibt uns alles. Essen wir vollständige Nahrungsmittel, werden wir eine vollständige Ernährung haben. Daher benötigen wir keinerlei Zusätze. Wir brauchen uns nicht um die neuesten Forschungsergebnisse oder um neue Arzneimittel zu sorgen, wenn wir mit der makrobiotischen Ernährungsweise leben, die uns einen gesunden Magen und starke Eingeweide garantiert.

4. Vitamin B₂ (Riboflavin)

Nach P.E.Norris führt ein Mangel an Vitamin B_2 zu Rötung der Gesichtsfarbe und Aufplatzen der Mundwinkel. Ebenso werden die Augenwinkel und das Innere der Augenlider entzündet. In Indien bekommen Millionen von Menschen, die von Nahrung, die kein Vitamin B_2 enthält, leben (z.B. weißer Reis), den grauen Star. Vitamin B_2 ist reichlich in Hefe, frischer Rohmilch und grünen Blattgemüsen wie weißen Rüben, Möhrengrün, Broccoli, Spinat, Salat, Kohl, sowie in Weizenkeimen und -kleie und in Reiskleie enthalten. Deswegen wird es bei der makrobiotischen Ernährung keinen Mangel an B_2 geben.

Vom Standpunkt der Makrobiotik aus sind aufgeplatzte Mundwinkel ein Zeichen für einen schlechten Magen (Überessen), und Entzündungen der Augenlider ein Zeichen für Nierenprobleme. Daher vermute ich, daß das Vitamin B_2 mit den Funktionen von Magen und Nieren verbunden sein muß.

5. Vitamin B_{12}

Das Vitamin B_{12} wurde erst vor kurzem zur Liste der Vitamine hinzugefügt. Nach der modernen Ernährungstheorie führt ein Mangel an B_{12} zu „bösartigen Anämien" (Blutarmut), welche heute mit Injektionen von 10 bis 100 mg B_{12} behandelt wird. Das Vitamin B_{12} stellt nicht nur die normale Blutzusammensetzung wieder her, sondern verbessert ebenso das allgemeine Wohlbefinden des Kranken. Die Leber scheint reich an B_{12} zu sein. (Das chinesische Heilmittel bei Anämie ist ein Extrakt aus der Kuhleber, welche B_{12} enthalten muß.) Nach der modernen Wissenschaft ist B_{12} ein Vitamin, das Kobalt enthält, welches uns dazu befähigt, Eisen in rote Blutkörperchen umzuwandeln. Nach der makrobiotischen Lehre ist das Vitamin B_{12} ein Enzym oder eine vermittelnde Substanz, die chemische Reaktionen und die Umwandlung (Transmutation) von Elementen fördern kann.

Dr. K. Morishita behauptet, daß wir imstande sind, im Dickdarm aus Zellulose B_{12} zu produzieren so wie wir es auch im Falle von B_1 und B_6 tun. Anämischen Personen empfehlen wir, kleine ganze Fische zu essen. In ernsten Fällen von Anämie wird Fasanenfleisch oder Geflügelleber empfohlen. Nach den makrobiotischen Prinzipien wird das Plasma von den Därmen gebildet und dann in rote und weiße Blutkörperchen umgewandelt. Deshalb sind gesunde Eingeweide und gründliches Kauen die wichtigsten Gesichtspunkte für die Heilung von Anämie. Jemand, der die makrobiotische Ernährungsweise eine Zeitlang befolgt, wird es nicht nötig haben, Vitamin B_{12}-Tabletten einzunehmen. Schwangere Frauen, die zu Blutarmut neigen, sollten regelmäßig Misosuppe und kleine Fische essen. (Makrobiotische Anfänger mögen Geflügel essen.) Sind sie nicht imstande, Misosuppe zu essen - wenn sie zu yang sind -, sollten sie Miso-Brotaufstrich (eine Mischung aus Miso und Tahin), Miso-Schalotten, weißes Fischfleisch, Mochi oder zuweilen

G. Vitamine

Vitamingehalt in Pfund (1 Pfund = 453 g) von verschiedenen Nahrungsmitteln:

(Aus *Composition of Foods* U.S. Government Dept. of Agriculture)

	Vit.A (I.E.)	Vit.B₁ (mg)	Vit.B₂ (mg)	Nikotinsäure (mg)	Vit.C (mg)
Abalonen	-	,54	-	-	-
Apfel	380	,12	,08	,3	16
Bier	-	,01	,13	2,9	-
Bierhefe	-	70,81	19,41	171,9	-
Blumenkohl	270	,50	,44	3	354
Broccoli	8.840	,35	,81	3,2	·400
Brombeere	860	,14	,18	1,6	90
Buchweizen	0	2,71	-	20	0
Butter	15.000	-	-	-	0
Chinakohl	660	,20	,18	2,5	110
Daikon	40	,11	,07	1,3	113
Ei	4.760	,42	1,20	,2	0
Erdbeere	260	,12	,29	2,6	257
Erdnuß(geröst.)	-	1,45	,60	77,8	0
Gerste	0	,55	,23	14,1	0
Hähnchen	1.600	,14	,82	12,1	-
Honig	0	,02	,2	1,2	5
Käse	5.940	,12	2,07	,3	0
Karpfen	230	,01	,05	2	2
Kartoffel	-	,39	,14	5,4	73
Kohl	530	,22	,20	1,3	192
Kopfsalat	3.260	,21	,2	,9	28
Kürbis	5.080	,14	,35	1,8	30
dto.süß	1.800	,23	,38	4,5	95
Lammleber	229.070	1,81	14,89	76,5	152
Limabohnen	530	,43	,22	2,5	52
Mais	650	,24	,19	2,8	20
Mandel	0	,22	4,20	15,9	0
Meerrettich	-	,23	-	-	268
Milch	650	,15	,78	,3	5
Möhre	29.440	,16	,14	1,6	21
Mungbohnen	360	1,71	,96	11,7	-
Orange	620	,3	,12	1,2	188
Reis(ungesch.)	0	1,52	,24	21,4	0
Reiskleie	0	10,25	1,14	135,4	0
Rettich	40	,13	,12	1,3	106
Rindfleisch	320	,23	,47	12,8	-
Rosinen	100	,51	,37	2,4	5
Schwein	0	1,58	,36	8,5	-
Sellerie	820	,09	,11	1,2	30
Sesamsamen	140	4,43	1,08	24,3	0
Sojabohnen	3.130	2	,72	6,2	130
Speck	0	1,64	,52	8,3	-
Spinat	36.740	,44	,91	2,8	231
Weintrauben	290	,15	,08	,7	10
Weizen	0	2,59	,54	19,5	0
Weizen vollkorn-brot	-	1,17	,56	12,9	-
	160	,14	,15	,8	42

Eier zu sich nehmen. (Beachten Sie: zu viel Ei ist schädlich für Augen und Leber.)
   Achten Sie sorgfältig auf die folgenden Auflistungen.
Kohl, Möhren, Broccoli, Chinakohl, Blumenkohl, Mais, Salat und süßer Kürbis sind reich an allen Vitaminen. Aus
diesem Grund versorgt uns die makrobiotische Ernährung,
die diese Gemüse empfiehlt, mit genügend Vitaminen. Jeder
Vitaminmangel ist auf Unfähigkeit zur Absorption infolge
eines schlechten Zustandes der Verdauungsorgane zurückzu-
führen. Derjenige, der schlechte Verdauungsorgane hat,
sollte sorgfältig kauen - jeden Bissen mehr als 100mal.
Da Vitamin C sehr yin ist, sollte eine yinbetonte Person
Nahrungsmittel mit einem hohen Vitamin C-Gehalt vermeiden.
Yangbetonte Personen sollten Nahrung mit hohem Vitamin C-
Gehalt wählen. Meerrettich und Daikon (weißer japanischer
Rettich) enthalten große Mengen Vitamin C; sie werden immer zusammen mit Fisch, der yang ist, verwendet. Benutzen
Sie diese Tabellen als einen Yin/Yang-Führer beim Kochen,
Zubereiten des Menüs und Servieren.
   Tabellen sind nicht notwendig, wenn Sie das makrobioti-
sche Yin/Yang-Prinzip verstehen. Sie können Ihre Nahrung
nach Yin und Yang aussuchen, was in Wirklichkeit eine bes-
sere Auswahl der Nahrungsmittel möglich macht, da diese
Tabellen durchschnittliche und keine individuellen Werte
bei Nahrungsmitteln anzeigen. Der Nährwert ändert sich mit
dem Klima, der Örtlichkeit, den Bodenverhältnissen, der
Art des Düngers und der Lagerungsart und -dauer u.a.
   Diese Tabelle ist für Anfänger, die nicht in der Lage sind,
ihre Nahrungsmittel nach dem Yin/Yang-Prinzip auszuwählen.
Sie können sie beiseitelegen, wenn Sie Yin und Yang lernen.
In dieser Liste von Vitaminen, enthalten in verschiedenen Nahrungsmitteln, hat die Leber des Lammes den höchsten Gehalt an
Vitaminen. Tatsächlich enthält die Leber eines jeden Tieres
eine vergleichbar hohe Anzahl Vitamine. Warum? Ist das nicht
sonderbar? Vitamine sind in Wärme und unter alkalischen Bedingungen, wie sie in der Leber vorhanden sind, nicht beständ-
dig. Wie kann die Leber dann solch eine Menge Vitamine lagern?
Ist dies nicht ein Anzeichen dafür, daß die Leber (yang) fortwährend yinbetonte Vitamine produziert?

H. Schlußfolgerung –
die 8 makrobiotischen Prinzipien ─────────────

Was ist Makrobiotik? Es gibt so viele Vorstellungen davon
wie es Leute gibt, die jemals das Wort gehört haben. Hier
jedoch finden Sie die 8 grundlegenden Prinzipien der Makrobiotik, wie ich sie verstehe:

1. Ökologie

In der westlichen Welt, wo in erster Linie Fleisch gegessen
wird, ist dies ein neues Wort. Die Ökologie hätte im Westen
wahrscheinlich nicht ihre gegenwärtige Popularität erreicht,
wenn sie nicht stellvertretend für die Angst der westlichen
Menschen vor Umweltverschmutzung und Überbevölkerung stehen
würde. Diese Angst ist die eine Seite einer Medaille, deren
andere die Mentalität ist, die Natur zu erobern. In der östlichen Welt, wo in erster Linie Pflanzen gegessen werden,
wo man dazu neigte, eine Zusammenarbeit mit der Natur zu erzielen, ist das Wort „Ökologie" mindestens 4000 Jahre alt.
In China wurde es durch die folgenden 4 Worte ausgedrückt:
Shin (Körper), Do (Boden), Fu (nicht) und Ji (zwei): Körper
und Boden sind nicht zwei; sie sind eins. Der Boden bringt
die Pflanzen hervor, die von den Tieren gegessen und von ihnen dazu verwendet werden, um ihr Blut, ihre Zellen, ihre
Zellgewebe und ihre Organe daraus zu bilden. Der Mensch, ein
Tier, ist eine Umwandlung (Transmutation) des Bodens. In seinem Buch *Man The Unknown* sagt Alexis Carrel folgendes: „Der
Mensch ist eigentlich aus dem Staub der Erde gemacht. Aus
diesem Grund sind seine physiologischen und geistigen Aktivitäten auf das tiefste beeinflußt durch die geologische Zusammensetzung des Landes, in dem er lebt, durch die Natur
der Tiere und Pflanzen, die er ißt."

Der Mensch ist kräftig und gesund, wenn er von den Produk-
ten seiner näheren Umgebung lebt, im Idealfalle seine Nahrung selbst anbaut. Der Mensch, das freieste Tier, kann sich
fast jedem Klima anpassen. Aber wir müssen bestimmte Faktoren (Temperatur, Wasser-, Zucker- und Mineralspiegel) ziem-
lich gleichmäßig halten, wenn wir lediglich am Leben bleiben
wollen, jedoch in höherem Maße gleichmäßig, wenn wir gesund
sein wollen. Und die besten Nahrungsmittel für den Erhalt
der Beständigkeit der physiologischen und geistigen Beschaffenheit sind diejenigen, die am Ort gewachsen sind.

2. Die Ökonomie des Lebens

Der moderne Mensch, der Geld für sein Glück als grundlegend
betrachtet, betont die Ökonomie des Geldes mit dem Resultat,
daß viele Menschen ihr Geld retten und ihr Leben verlieren.
Geld verschafft uns einen gewissen Grad an Glück, indem es

uns hilft, bestimmte grundlegende Bedürfnisse zu befriedigen. Aber wenn wir mit diesen Befriedigungen unbefriedigt sind und gierig nach immer mehr Komfort, Annehmlichkeiten und Luxus suchen, tragen wir selbst zum Verlust unseres Glücks bei.

In den letzten 40-50 Jahren zum Beispiel haben die meisten unserer Landwirte ihre Praktiken auf der Ökonomie des Geldes aufgebaut - indem sie Insektizide und Kunstdünger verwendeten, um größere Ernten zu erzeugen, und somit höhere Gewinne, um damit ihre Gier zu befriedigen; dieses ist nicht die Ökonomie des Lebens. Die Insektizide töten viele Organismen ab, die für einen gesunden Boden notwendig sind (und daher auch ebenso für gesunde Pflanzen und Tiere, die die Produkte dieses Bodens sind); ebenso machen die Kunstdünger den Boden säurehaltiger und schwächen ihn im übrigen. Zu viel Betonung auf hohe Erträge in kurzer Zeit zerbricht die Muster des natürlichen Lebens, was selbstzerstörerisch wirkt. Ebenfalls schwächen diese unnatürlichen Praktiken früher oder später den Boden dermaßen, daß sogar die Gewinne abnehmen. So stellt sich auf lange Sicht gesehen heraus, daß die Ökonomie des Lebens auch zur Ökonomie des Geldes wird, aber nicht umgekehrt. Fruchtwechsel und der Gebrauch von organischem Dünger (indem wir dem Boden das, was wir für die Nahrung nicht brauchen, zurückgeben) sind ausreichend, um uns die ständige Versorgung mit der Nahrung, die uns bei Kräften hält, zu sichern.

Die Ökonomie des Lebens wird in unserer Ernährungsweise als das Stichwort „ohne Abfall" angewandt. (Für einen Zen-Mönch ist es ganz und gar nicht ungewöhnlich, ernsthaft böse zu sein, wenn ein einzelnes Reiskorn auf dem Boden in der Küche liegengelassen wird). Je weniger Nahrungsmittel wir verschwenden, desto mehr bleibt für andere übrig - eine der offensichtlichsten Lösungen des Problems „Überbevölkerung". Die Menge an Nahrungsmitteln, die in amerikanischen Geschäften, Restaurants und Haushalten weggeworfen wird, ist erschreckend.

In Bezug auf die Nahrung, die wir zu uns nehmen, wird die Ökonomie des Lebens dermaßen angewandt, daß wir versuchen, in der Hauptsache vollständige, ganze Nahrungsmittel zu essen. Essen wir nur Teile von Nahrungsmitteln, werden wir schlecht ernährt, und unser Stoffwechsel wird unausgeglichen. Wenn Sie zum Beispiel Fisch essen, essen Sie dann den ganzen Fisch - Schwanz, Gräten, Kopf und den ganzen Rest? Wenn nicht - wenn Sie nur das Fleisch (reich an Eiweiß und Fett) essen -, so wird Ihr Blut säuerlich werden, wohingegen, essen Sie auch alles andere (reich an Mineralien wie Kalzium, Magnesium, Jod und viele andere), wird Ihr Körper in der Lage sein, die Säure leichter zu neutralisieren. Ein Grund dafür, daß fleischfressende Tiere fähig sind, ausgeglichene Körperbedingungen zu erhalten, ist der, daß sie vollständige Nahrungsmittel zu sich nehmen. (Ein anderer ist ihr hoher Grad an Aktivität, der ihnen dabei hilft, das, was sie fressen, in das, was ihr Körper braucht, umzuwandeln.)

Da sie keine vollständigen Nahrungsmittel darstellen, sind raffinierter Zucker und alle anderen synthetischen Chemikalien unserer Gesundheit nicht dienlich. Sie sind „pur", das ist der Grund, warum sie schädlich sind. Wenn wir Getreide-, Gemüse-, Bohnen-, Frucht- und Nußzucker (oder selbst den Zukker von organischem, nicht weiterverarbeitetem Honig) essen, so nehmen wir in unseren Körper ebenfalls viele Vitamine und Mineralien auf, die wir brauchen, um sie zu verdauen.

Das gleiche gilt für alle Fälle von von Vollnahrungsmitteln abgetrennten Teilen wie z.B. Weizenkeime, Vitamintabletten, weißes Mehl und raffiniertes Salz. Lassen Sie uns einmal das raffinierte Salz als Beispiel betrachten: Es besteht aus fast gar nichts außer Natrium und Chlor (sofern es nicht künstlich mit Jod ange„reich"ert - „jodiert" - wurde), wohingegen „rohes" Salz reich an vielen anderen Mineralien (eingeschlossen Jod) ist.

Diese beiden ersten Prinzipien - die Ökologie und die Ökonomie des Lebens - können unter dem Begriff „Natürliches Essen und Anbauen" zusammengefaßt werden: Indem wir uns hauptsächlich von unbehandelten, am Ort gewachsenen vollständigen Nahrungsmitteln ernähren und dem Boden die Teile, die wir nicht als Nahrungsmittel gebrauchen können, zurückgeben, und auf diese Weise uns und unseren Boden (welche eins sind) gesund und vollständig erhalten.

3. Das Prinzip von Yin und Yang

Dies ist der uns leitende Kompaß. Er zeigt uns auf vielfach dieselbe Weise unsere Richtung im Leben, wie uns ein Nord-Süd-Kompaß die geographische Richtung anzeigt. Das („vereinigende") Yin/Yang-Prinzip ist ein sinnvolles Werkzeug für uns. Es kann uns helfen, unsere Position im unendlichen Universum zu finden, und es kann uns ebenso zu Gesundheit und Glück führen, indem es uns befähigt, die Nahrungsmittel, die wir essen, und ihre Wirkung auf Körper und Geist zu analysieren.

Alles, aber auch wirklich alles kann mit den Begriffen Yin und Yang analysiert werden - was in Wirklichkeit nichts weiter bedeutet als festzustellen, daß alles in dieser sich unablässig ändernden Welt relativ ist. Denken Sie z.B. an Farben. Unser gesamtes Universum ist ein magnetisches Feld mit positiv und negativ geladenen Teilchen, die ständig in Bewegung sind und somit elektromagnetische Schwingungen erzeugen. Einige dieser Schwingungen werden dann von unserem Nervensystem wahrgenommen und von unserem Gehirn in das übersetzt, was wir „Das Spektrum der Farben" nennen:

ultraviolett-violett-indigo-blau-grün-gelb-braun-orange-rot-infrarot

------------------------------------sichtbar-----------------------------

Rot gibt uns ein Gefühl der Wärme und der Erregung (Bewegung); so nennen wir es „Yang". Wir sehen die Zentrifugalkraft (Ausdehnung) und die Zentripetalkraft (Zusammenziehung) als die 2 Kräfte an, die die ersten Manifestationen der relativen Welt sind und alle anderen hervorbringen. Wir nennen diese beiden Kräfte bezeichnenderweise „Yin" und „Yang" - obwohl alle anderen zwei Wörter, die einen Gegensatz (Kontrast) bezeichnen, es genauso sein könnten. Durch Beobachtung, Logik und Intuition ordnen wir sodann die folgenden Erscheinungen der Yang-Kategorie zu: Zeit, Bewegung, innen, männlich, Tier usw.; und die folgenden Erscheinungen ordnen wir der Yin-Kategorie zu: Raum, Ruhe, außen, weiblich, Pflanze usw. Violett gibt uns ein Gefühl der Kühle und der Gelassenheit (Ruhe), so nennen wir es „Yin". Aber Yin und Yang sind immer nur relative Begriffe; so ist beispielsweise blau yin im Vergleich zu grün, und yang im Vergleich zu violett. Die Pflanzenwelt wird durch die Farbe grün repräsentiert (durch unsere Wahrnehmung des Chlorophylls) und die Tierwelt durch die Farbe rot (die Farbe des Hämoglobins). Das physiologische Spektrum des Menschen reicht normalerweise von rot bis gelb. Der Mensch ist ein yangbetontes Tier; und das ist ein Grund dafür, warum wir so stark von yinbetonten Nahrungsmitteln angezogen werden - besonders dann, wenn wir eine Menge yangbetonte Nahrung essen -, weil Yang Yin anzieht (und Yin zieht Yang an).

Die folgende Tabelle ist eine grobe Annäherung an das Yin/Yang-Spektrum der Nahrungsmittel und einer entsprechenden Tabelle der Farben, als ein Anhaltspunkt zur Diskussion über diese Nahrungsmittel. Diese Tafel ist nicht fix und fertig, und es gibt einige Ausnahmen; einige Nahrungsmittel in einer mehr yinbetonten Kategorie sind mehr yang als andere in einer mehr yangbetonten. Die Klettenwurzel z.B. ist ein Landgemüse, das eine mehr yinbetonte Kategorie darstellt als Bohnen; Sojabohnen aber sind mehr yin als Klettenwurzel, da Sojabohnen sehr yinbetonte Bohnen sind, und Klettenwurzel ein sehr yangbetontes Landgemüse ist.

∇(Yin) - synthetische Drogen - natürliche Drogen - Zucker - Öl - Hefe - Honig - Früchte - Wasser - Nüsse - Meeresgemüse - Landgemüse - Bohnen - Getreide - Schalentiere - Miso - Fisch - Tamari - rohes Salz (Meersalz) - Geflügel - Fleisch - Eier - raffiniertes Salz - Δ(Yang)

∇(Yin) - ultraviolett - violett - indigo - blau - grün - gelb - braun - orange - rot - infrarot - Δ(Yang)

Milchprodukte sind schwer in eine solche Klassifizierung einzuordnen, da einige (Ziegenmilch, Ziegenkäse, Roquefort, Edamer) sehr Δ sind (etwa so yang wie Miso), und andere (Sahne, Joghurt) sehr ∇ sind (etwa so yin wie Honig). Kuhmilch und die meisten Käse- und Buttersorten liegen dazwischen. Was die alkoholischen Getränke betrifft, so sind die meisten sehr ∇ (zwischen Öl und Zucker), einige jedoch (natürlich fermentierter Sake, Bier) sind nur etwa so ∇ wie Früchte. Übrigens hat Alkohol eine schnellere Wirkung als Zucker, jedoch gehen seine Auswirkungen in der Regel nach 1-2 Tagen weg, wohingegen die Auswirkungen von Zucker im allgemeinen mindestens eine Woche zu spüren sind - nicht zu reden von solchen Auswirkungen, die nicht so fühlbar sind und länger andauern.

Obwohl ich darauf hingewiesen habe, daß das physiologische Spektrum des Menschen normalerweise von gelb bis rot reicht, können wir einen ausgeglichenen Zustand erhalten, selbst wenn wir einige „grüne" Nahrungsmittel (von Früchten bis zu grünen Landgemüsen) oder auch einige „blaue" (Öl, Hefe, Honig) essen, wenn nicht zu oft oder in großen Mengen. Und im gleichen Sinne ist alles, was mehr Δ als Meersalz ist, nicht förderlich für unsere Gesundheit als tägliche Nahrung in diesem Klimabereich, auch wenn es nicht schädlich ist, wenn es nur sehr gelegentlich gegessen wird, unter Beachtung des individuellen Zustandes sowie der sich ständig ändernden Umweltfaktoren. Natürlich sollte alles, was nach obiger Tabelle mehr yin als Öl ist, streng vermieden werden - insbesondere synthetische Drogen.

Interessant ist der Umstand, daß die oben erwähnten Hinweise, die auf dem ∇/Δ-Prinzip beruhen, sehr gut mit den ersten 2 (Ökologie und Ökonomie des Lebens) in Einklang stehen. Sogar das, was eine Ausnahme zu sein scheint (natürliche Drogen), ist in Wirklichkeit keine, da es in unserer Klimazone nur sehr wenige natürliche Drogen gibt. Die meisten, die hier Verwendung finden, sind entweder synthetisch, importiert oder aus mehr tropischen Gegenden hier angesiedelt. Der Import spricht gegen die Ökologie (Nahrung aus der Umgebung), und das Hier-Ansiedeln ist in Wirklichkeit dasselbe; es ist in der Tat sehr unnatürlich, eine Pflanze zu zwingen, derart schnell ihre Nahrungsgewohnheiten zu ändern. Im allgemeinen dauert es ein paar Jahrhunderte, bevor eine Pflanze tropischen Ursprungs sich einem gemäßigten Klima anpassen kann - wenn es ihr überhaupt gelingt. Das ist ein Grund, warum die Drogen, die hier angesiedelt wurden, so viel schwächer sind als jene, die direkt aus dem Ursprungsland importiert werden.

In den Begriffen unserer Mentalität ausgedrückt, tendieren ∇-Nahrungsmittel dahin, ∇-Gefühle und Gedanken (Angst, Mißtrauen, Falschheit u.a.) zu verursachen, Δ-Nahrungsmittel, Δ-Gefühle und Gedanken (Feindseligkeit, lärmendes Wesen, Schroffheit u.a.) zu erzeugen, und eine gute Balance (✿) führt dazu, uns Harmonie und Frieden zu bringen.

Wie halten wir eine ausgeglichene Art und Weise der Ernährung aufrecht?

Überall außer in extrem kalten Klimabereichen (∇) - wo unsere Hauptnahrungsmittel Fleisch und Fisch (∆) sind - besteht unsere Hauptnahrung aus Getreide und Gemüse, da sie der Balance eines gesunden Menschen am nächsten liegen. Essen wir Fisch in einem wärmeren Klima, so brauchen wir eine große Menge rohes Gemüse oder gar Früchte (∇), um ihn auszugleichen. Außer in extrem kalten Klimazonen vermeiden wir Fleisch, da es so ∆ ist, daß wir große Mengen Früchte oder Honig bräuchten, um es auszugleichen, und wir versuchen zu vermeiden, große Mengen der Nahrung zu essen, die nicht in der mittleren Reihe der vorausgegangenen Tabelle stehen. Zucker ist so extrem ∇ , daß es unmöglich ist, ihn auszugleichen; Honig jedoch kann, wenn organisch und unbehandelt, bei Gelegenheit von den meisten Leuten ohne Schaden verwendet werden - insbesondere bei warmem Wetter. (Ein Teelöffel eines solchen Honigs ist weniger ∇ als 5 oder 6 Äpfel. Es ist wichtig, daran zu denken, daß die Quantität die Qualität verändert. Eine große Menge ist im Vergleich zu einer geringen ∇ .)

In tropischen Gefilden oder im Sommer in den gemäßigten Zonen brauchen wir weniger Salz, Fisch und Getreide und mehr Wasser, Nüsse und Früchte. (Ist jetzt immer noch nicht klar, daß es falsch ist, die „makrobiotische Ernährung" als eine starre Angelegenheit zu bezeichnen?)

Wenn wir Nahrungsmittel in Bezug auf ∇ und ∆ analysieren wollen, müssen wir viele Faktoren wie das Klima des Herkunftlandes (heißes Klima [∆] erzeugt ∇-Nahrung; sie wie auch wir werden durch den Vorgang der Anpassung mehr ∇); Richtung und Standort des Wachstums (aufwärts wachsend und über dem Boden ist ∇); Geschwindigkeit des Wachstums (schnell ist ∇); Dichtheit (je größer desto mehr ∆); Form (rund, kompakt und klein sind ∆); chemische Zusammensetzung (Natrium, Kohlenstoff und Wasserstoff sind ∆; die meisten anderen ∇); und so weiter berücksichtigen.

Zeit, Hitze, Druck und Salz wirken yangisierend; sie alle verschieben das Farbspektrum der Nahrung zur roten Seite hin. Durch ihre Anwendung können wir einige wirkliche ∇-Nahrungsmittel essen und dennoch einen guten Ausgleich beibehalten. Und durch die Anwendung von weniger ∆-Faktoren und mehr ∇-Faktoren (Gewürze, Wasser, Früchte u.ä.) können wir auch einige wirkliche ∆-Nahrungsmittel zu uns nehmen. Das makrobiotische Kochen ist eine Technik, die uns befähigt, beides, sowohl den Geschmack und das Aussehen unserer Nahrung als auch deren Auswirkungen auf Körper und Geist auszukosten.

Eine gute Balance von ∇ und ∆ ist unser Ziel und unser Wegweiser. Da die meisten von uns zur ∇-Seite hin unausgeglichen sind (obwohl wir in mancher Hinsicht ebenso zu ∆ sein mögen), versuchen wir, mehr ∆ zu werden; aber um dahin zu kommen, müssen wir zuweilen ∇-Umwege gehen: „Fünf Schritte rückwärts; sechs Schritte vorwärts!" „Beschränkung. Gelingen. Bittere Be-

schränkung darf man nicht beharrlich üben." (I-GING). Folgt
man sehr weitreichenden Richtlinien, führen sie zum Erfolg.
Sorgsames Analysieren einer jeden Mundvoll Nahrung oder das
zu strenge Festhalten an Essensregeln führt zur gegenteiligen
Wirkung (Chaos - „Gelage" - Verlust des Gleichgewichtes).
Haben Sie Fleisch und Zucker gegessen, oder (vor allem) in
den vergangenen 5 Jahren oder so Drogen genommen, so wird
sich Ihre Gesundheit wesentlich bessern, wenn Sie einfach nur
am Orte gewachsene vollständige Nahrung, zwischen Öl und Meersalz in der obengenannten Tabelle, zu sich nehmen. Und Sie
werden genügend Spielraum haben, worin Sie eine entspannte
und ganz abwechslungsreiche Ernährung genießen können - was
Ihnen nicht nur dabei hilft, ein balanciertes Ernährungsmo-
dell zu erhalten; sie wird darüberhinaus Ihren Körper und
Ihren Geist allmählich an die Veränderungen, die sie durch-
laufen werden, anpassen.

4. Umwandlung (Transmutation)

   Die Makrobiotik unterscheidet sich von jeder anderen westlichen „Diät" oder Ernährungstheorie dadurch, daß sie auf
der Theorie der Transmutation basiert. Die Philosophie der
Transmutation wird im Osten seit tausenden von Jahren gelehrt. Der I-GING ist nichts anderes als die Lehre der Transmutation - des Wandels. Die Haramitta Sutra lehrt, daß alle
Phänomene umgewandelte (transmutierte) Manifestationen der
Ein-heit sind.
   Die Theorie der biologisch-atomaren Transmutation wurde
von Professor Louis Kervran **und** Georges Ohsawa entwickelt.
Ohsawa schreibt in seiner Zusammenfassung von *Biological
Transmutation:* „Nach dreizehn Jahren des Experimentierens
und der Beobachtung kamen Kervran und Professor Baranger
(letzterer ist an der polytechnischen Schule von Paris) zu
der erstaunlichen Schlußfolgerung, daß sich innerhalb des
biologischen Körpers Elemente in andere Elemente umwandeln."
Natrium wird zu Kalium. Kalium wandelt sich in Kalzium. Natrium in Magnesium. Natrium wird zu CO usw. Alle diese
einzigartigen Wandlungen finden im biologischen Körper
statt.
   Für 2000 Jahre wurde das Atom als die grundlegende funda-
mentale Einheit fester Elemente angesehen. Aber dies ist
heute nicht mehr der Fall. Das Atom ändert sich ebenso.
   Die atomare Auffassung in der Physiologie ist: „Alle
Zellen entstehen nur aus Zellen.", entwickelt von dem deutschen Physiker Virchow. Dieser Glaube an die Beständigkeit
der Zelle ist Grundlage von der modernen Biologie, Physiologie und Medizin. Daher schließt ein solches Konzept eine
Verbindung zwischen Nahrungsmittel, Zellen, Organen, Kör-

per und Geist aus. Dies ist der wichtigste Fehler der modernen Medizin.

Laut Dr. med. K. Morishita in *Krebs ist nicht unheilbar:
Die verborgene Wahrheit des Krebses*: „Die moderne Biologie
und Medizin lehrt, daß Zellen durch Zellteilung wachsen.
Z.B. wird sich eine Leberzelle in zwei, zwei in vier, usw.,
teilen. Dies ist nur unter besonderen Bedingungen, wie in
einem Reagenzglas, wahr. Es findet jedoch nie in dem norma-
len lebenden Körper statt."

„Meinen Studien zufolge sammeln sich die roten Blutkörperchen und bilden die verschiedenen Organe und Gewebe. Deswegen ist unser Körper eine Umwandlung der Nahrung. Unsere
Konstitution und unser Charakter hängen von der Nahrung ab.
Nahrung ist Leben. - . Zusammenfassend gesagt, wandelt sich
die verdaute Nahrung (die organisch ist) in unserem Körper
in das einfachste Lebewesen (ein rotes Blutkörperchen) um;
und dieses einfache Lebewesen entwickelt sich zu einer höheren Lebensstufe - der Körperzelle. Meiner Evolutionsthe-
orie nach existierte einst nur anorganische Materie auf der
Erde. Dann wurde die anorganische zur organischen Materie,
diese zu Protein, und dieses baute einfache Lebewesen auf.
Die Koordinierung dieses einfachen Lebens entwickelte sich
zum höheren des Tieres und erreichte dann endlich die Stufe
des Menschen. Diese fantastische Entwicklung des Lebens ist
nicht eine bloße Theorie der Anthropologie. Sie findet in
unserem Körper jeden Tag, jede Sekunde statt. Die Entwicklung von der anorganischen Stufe bis hin zum Menschen hat
Milliarden von Jahren gebraucht. In unserem Körper braucht
sie jedoch nur ein oder zwei Tage. Was für ein Wunder voll-
bringen wir!" (Siehe *Krebs ist nicht unheilbar: Die verborgene Wahrheit des Krebses*).

Ohne dieses Konzept der Transmutation ist das Leben der
Tiere von dem der Pflanzen getrennt, hat das Leben der Pflanzen keine Verbindung zu Boden und Wasser, und Boden und Wasser haben kein Verhältnis zu der Energie der Sonne. Alles ist
ein Teil einer Gesamtheit, aber es gibt keine Vereinigung.
Das Resultat ist Verwirrung und eine symptomatische Medizin, die auf einem anatomischen Konzept vom Leben gegründet ist.

Unser Körper ist einem ständigen Wandel ausgesetzt - Nah-
rung muß zu Aminosäuren, Fett oder Glukose verdaut werden.
Glukose wird zu Glykogen umgebaut, das wiederum, wenn der
Blutzuckerspiegel sinkt, in Glukose zurückverwandelt wird.
Organische Materie wandelt sich in Körperzellen um. Das
Ende dieser Umwandlungen soll bestimmte Zustände konstant
halten - die Körpertemperatur, den Säure- oder Alkaligrad,
die Konzentration von Elementen, den Zuckerspiegel, die
Menge O_2, die Menge CO_2, die Menge der Körperflüssigkeit
und die Menge des Blutes.

Wandel oder Transmutation ermöglicht einen Status der Beständigkeit des Zustandes von unserem Körper. Ohne Transmutation gibt es keine umfassende Beständigkeit. Ohne Beständigkeit gibt es kein Leben. Beständigkeit und Transmutation sind zwei Seiten - die Vorder- und die Rückseite - des Lebens. Medizin und Ernährungswissenschaft sind wie eine Momentaufnahme. Sie übersehen die Tatsache der Transmutation. Ihre Theorie kann das Leben nicht erklären. Die moderne Ernährungswissenschaft ist unfähig, zu erklären, warum die Eskimos, im Vergleich mit anderen Menschen, den höchsten Vitamin C-Gehalt im Blut haben, wenn sie doch die geringste Menge an frischem Gemüse essen. (Siehe *Vitamin C and Fruits*, oder Titel der neuen Auflage *But I Do Love Fruits* von Georges Ohsawa und Neven Henaff). Der moderne Physiologe, der an den Aufbau des Blutes im Knochenmark glaubt, kann die Tatsache nicht erklären, daß Soldaten, die ihre Arme und Beine verloren haben, ihre normale Blutmenge erhalten können. (Arme und Beine enthalten einen großen Teil des Knochenmarks unseres Körpers.)

Die Biologie kann die folgende Tatsache nicht erklären: „Hühner, die sich auf einem lehmigen Boden ernährten, wurden ohne Kalkstein gelassen. Als die Eier dann anfingen, eine dünne Schale zu entwickeln, wurde ihnen Glimmer gegeben. Direkt am nächsten Tag kamen wieder harte Schalen zum Vorschein! (Behalten Sie dabei im Gedächtnis, daß, während das Innere des Eies die Nahrung widerspiegelt, die Wochen vorher gefressen worden war, die Eierschalen auch nicht die Spur eines Elementes enthalten, das innerhalb der letzten 48 Stunden gefressen wurde.) Ähnliche Experimente wurden mit Guinea-Hühnern, die Tag für Tag Eier mit harten Schalen gelegt hatten, durchgeführt. Glimmer wurde gefüttert und die produzierten Schalen waren jeden Tag hart. Das Experiment wurde über 43 Tage hinweg fortgesetzt; zwischenzeitlich wurde die Zugabe von Glimmer bei mehreren Gelegenheiten unterbrochen. Am Tag nach Vorenthaltung von Glimmer erschien ein Ei mit weicher Schale. Wurde Glimmer wieder zugeführt: Ein hartes Ei erschien tags darauf." (*Biological Transmutation*, von L.Kervran - Zusammenfassung von Georges Ohsawa)

Wie läßt sich das Konzept der Transmutation in der Ernährung anwenden? Zum ersten, essen Sie Nahrungsmittel, die die Transmutationsfähigkeit stärken, wie pflanzliche Nahrung, eingeschlossen Getreide, Gemüse, Bohnen und Meeresgemüse. Zum zweiten, das Kochen zerstört Vitamine und Enzyme. Jedoch yangisiert es die Nahrung. Deshalb verbessern wir die Transmutationsfähigkeit. Das Resultat ist, daß wir unsere eigenen Vitamine und Enzyme bauen können. Zum dritten, essen Sie weniger Nahrung, die einen hohen Vitamingehalt aufweist. Das ist das Gegenteil von der modernen Ernährungstheorie.

Beachten Sie: Personen, deren vorherige Ernährung große
Mengen Milch, Fleisch oder Früchte und Drogen beinhaltet
hat, haben ihre Transformationsfähigkeit verloren und müssen sich allmählich auf diese Ernährungsweise umstellen.

5. Eine Kunst zu leben

Makrobiotik ist keine Wissenschaft, deren Ziel in der An-
sammlung von Wissen besteht. Wissen ist nur dann von Bedeutung, wenn es uns zu Gesundheit und Glück führen kann.

Die moderne Wissenschaft analysiert, und bringt sodann
Theorien und „Gesetze" hervor, von denen alle Versuche sind,
die absolute Wahrheit in der relativen Welt zu finden, und
die noch dazu wenig oder überhaupt nichts mit Gesundheit
und, noch wichtiger, mit Glück zu tun haben.

Auf der anderen Seite jedoch ist die Makrobiotik eine
Kunst. Da wir wissen, daß es keine absoluten Richtlinien
gibt oder für immer solche befolgt werden können, beginnen
wir mit Prinzipien (Grundsätzen), die so geeignet wie möglich sind für die sich ständig ändernde Welt, die wir be-
wohnen. Nur Sie können der Künstler sein, der das Gemälde
Ihres Lebens erschafft. Makrobiotik bedeutet weder Starr-
heit noch Imitation.

Allgemeine Richtlinien sind vielleicht nötig für die meisten Menschen, wenn sie damit beginnen, einem makrobiotischen Weg des Lebens zu folgen. Aber wenn Sie experimentie-
ren, sich selbst beobachten und das Prinzip von Yin und
Yang lernen, werden Sie die Fähigkeit erlangen, Ihr Leben
so interessant, so aufregend und so amüsant, wie Sie es
sich wünschen, zu gestalten.

Wir Menschen sind Reisende in einem Schnellzug, genannt
Erde - eine kurze begrenzte Fahrt. Lassen Sie uns diese Rei-
se mit Freude unternehmen und uns dabei so viel wie möglich
amüsieren! Makrobiotik ist die Kunst, so zu verfahren.

In der Schule wurde uns beigebracht, uns an Sachverhalte
und Informationen zu erinnern. Unser Urteilsvermögen beruht
daher hauptsächlich auf diesen gesammelten Daten, die auf
viele Weise begrenzt sind. Wenn es um unser tägliches Leben
geht, so sind diese gespeicherten Informationen in ihrer Fähigkeit, uns zu einem glücklicheren Leben zu führen, unge-
eignet und verwirrend. Nur unser höheres besseres Urteilsvermögen, das durch unsere täglichen Erfahrungen entwickelt
wird, kann uns dazu führen, unsere täglichen Probleme zu lösen. Z.B. geben wir Menschen Ratschläge, was und wieviel sie
essen und trinken sollen. Diese Ratschläge sollten jedoch
je nach der individuellen Verfassung, den täglich verrichte-
ten Aktivitäten, dem Klima, in dem man lebt, usw. verändert
werden.

Streng betrachtet ißt niemand dieselbe Nahrung oder dieselbe Menge, auch dann nicht, wenn sie aus demselben Koch-
topf kommt. Solch eine Erkenntnis der Individualität führt
uns zu der Tatsache, daß wir unser Leben durch uns selbst
leben und unser Leben durch uns selbst erschaffen. Während
der Embryonalphase erschufen wir unser Herz, unser Gehirn,
unseren Magen, unsere Nieren, unsere Leber, unsere Arme und
Beine und andere Teile unseres Körpers. Nach unserer Geburt
verbesserten wir unsere körperlichen Funktionen durch Sprechen, Gehen, Wahrnehmen, Fühlen, Denken, usw. Diese Selbst-
entwicklung hört jedoch oftmals dann auf, wenn die Schuler-
ziehung uns dazu zwingt, Sachverhalte und Informationen zu
speichern anstatt Methoden zu lernen, die unser Urteilsvermögen verbessern. Als Resultat dessen können die modernen
Menschen nicht beurteilen, was oder wieviel sie essen und
trinken sollen. Da sie von dem Urteilsvermögen anderer leben, können diese Individuen nicht durch sich selbst leben.
Ihre Leben sind nicht länger ihre eigenen. Daher wissen sie
in Zeiten von Krankheit und Schwierigkeiten nicht, was sie
tun sollen, und fallen in Phasen von tiefer Depression und
verlieren ihren Verstand.

Wenn jemand jederzeit sein eigenes Leben lebt und nur auf
sich selbst angewiesen ist, so kann er den Weg finden, jeg-
liche Schwierigkeiten zu überwinden. Die Makrobiotik lehrt
uns durch eine kunstvolle Lebensart einen solchen Lebens-
weg, da die Makrobiotik in Körper und Geist Schönheit erschafft.

Makrobiotik ist eine Kunst zu leben, die voller Freude,
amüsant, glücklich, gesund und frei ist. Sie beruht auf der
Erkenntnis, daß nur Sie der Meister über sich selbst sind -
nicht Bakterien, Ärzte, Wissenschaftler, Minister, Philosophen oder Diätspezialisten - vor allem keine Makrobioten!

6. Dankbarkeit

Makrobiotik ist weder nur eine Methode zur Heilung von Krankheiten noch eine mystische orientalische Kochweise. Einige Leute denken, sie sei eine Naturreis-Diät, andere meinen, daß sie
bedeutet, Annehmlichkeiten bei den Mahlzeiten aufzugeben. Wie
weit von der Wahrheit doch alle diese Ideen sind! Makrobiotik
ist ein tiefgreifendes Verständnis von der Ordnung der Natur,
und die praktische Anwendung dieses Verständnisses befähigt
uns dazu, ansprechende delikate Mahlzeiten zuzubereiten und
ein glückliches freies Leben zu erlangen. Das sechste und wichtigste Prinzip der Makrobiotik ist die Dankbarkeit. Warum? Sie
ist die Ursache von Freiheit und Glück. Ohne sie kann es kein-
ne Freiheit und kein Glück geben.

Es gibt viele Menschen, die Selbstmord begehen. Eastman und
Nobel waren trotz ihres Vermögens unglücklich. Warum? Weil sie

ihren Wohlstand nicht zu schätzen wußten. Auf der anderen Seite gibt es viele Menschen, die so glücklich wären, bekämen sie
DM 10,00, daß sie es nie vergessen und dem Spender ihre Dankbarkeit erweisen würden.

Den meisten unter uns mangelt es an Dankbarkeit. Wir neigen
dazu, uns daran zu erinnern, was wir gegeben haben, und zu vergessen, was uns gegeben worden ist. Leben wir in dieser Weise,
so beschweren wir uns und führen ein unglückliches, unzufriede-
nes und unfreies Leben. Wir vergessen, daß uns alles, was wir
brauchen - Luft, Licht, Wasser und Nahrung - gegeben wurde, um-
sonst und ohne Bedingungen, von Geburt an. Wir vergessen die
unendliche Großzügigkeit und Duldsamkeit unserer Mutter Unendlichkeit, die uns selbst dann leben und spielen läßt, wenn wir
ihr überhaupt keine Dankbarkeit zeigen.

Makrobiotik ist ein Versuch, Dankbarkeit zu erfahren und aus-
zudrücken jedem und allem gegenüber, angefangen bei einem Reiskorn, einer Tasse Suppe oder einem Stück Brot. Sie lehrt uns,
für alles dankbar zu sein, ohne Ausnahme, eingeschlossen Dinge
wie Schmerz, Leiden, Haß und Intoleranz. Wie können wir für so
etwas dankbar sein? Indem wir erkennen, daß diese Dinge unsere
Lehrer sind, die uns helfen, Ignoranz, Vorurteile, Intoleranz
und Exklusivität bei uns selbst zu erkennen. Sind wir für solche Dinge dankbar, manifestieren wir in uns das höchste Urteilsvermögen - die Objektivität des unendlichen Universums,
die für alles dankbar ist, unsere eigenen intoleranten Erscheinungen eingeschlossen.

Das makrobiotische Essen gibt uns eine körperliche Verfassung,
die uns hilft, Dankbarkeit zum Ausdruck zu bringen. Sind Sie
jedoch für Ihr Leben nicht dankbar, mögen Sie sehr wohl krank
werden und Ihrer Krankheit dankbar sein. Es gibt viele Leute,
die gesund, aber unglücklich sind, sowie andere, die krank und
glücklich sind. Warum ist das so?

> „Alle Tiere und Pflanzen geben tausendmal
> soviel zurück, wie sie bekommen. Ein Sa-
> menkorn wird der Erde gegeben; die Erde
> gibt mehrere tausend zurück ... Einige
> Fische legen Milliarden von Eiern. So ist
> das biologische Gesetz der Natur. Ihre El-
> tern haben Ihnen Ihr Leben gegeben - sor-
> gen Sie unendlich für sie. Sind sie gestor-
> ben, so helfen Sie den Eltern anderer, in-
> direkt oder direkt. Das ist das orientali-
> sche Konzept des ON, das viel mehr ist als
> das Einlösen einer Schuld. ON ist die Freude
> am Verteilen ewigen Glücks und unendlicher
> Freiheit." (Aus *Zen Macrobiotics*/Ohsawa)

H. Schlußfolgerung - die 8 makrobiotischen Prinzipien • 69

7. Vertrauen

Unsere roten Blutkörperchen wandeln sich alle 3 Monate vollständig. Wenn wir mit der makrobiotischen Ernährung beginnen, so werden unsere roten Blutkörperchen daher sehr schnell gesünder. Die fantastischen Verbesserungen, die die meisten Leute in den ersten drei Monaten mit dieser Eßweise erfahren, werden wirklich leicht erreicht. Aber jene Verbesserungen, die dann nach diesen 3 Monaten stattfinden, sind eher allmählich und schwieriger zu erreichen. Man kann sogar eine gelegentliche Verschlechterung seines Gesundheitszustandes erleben.

Warum geschieht das? Der Hauptgrund ist folgender: Nach dem Wandel der roten Blutkörperchen erfolgt ein Wandel der interzellulären Flüssigkeit (zwischen den Zellen). Die Nahrungssubstanzen, die aus dieser Flüssigkeit heraus in die Körperzellen gelangen, beginnen diese allmählich gesünder zu machen. Wie alles andere jedoch sind die Körperzellen von einer Vorder- und einer Rückseite gekennzeichnet (2 Seiten derselben Medaille; jede von beiden könnte Vorder- oder Rückseite genannt werden, was von jemandes persönlichem Standpunkt abhängig ist), von denen eine die Neigung ist, konstant zu bleiben, während die andere die Fähigkeit zur Anpassung ist. Die Körperzellen der meisten Menschen sind bei Beginn der makrobiotischen Ernährung schwach in Bezug auf ihre Anpassungsfähigkeit; sie sind zu konstant (hart) - im Gegensatz zu den roten Blutkörperchen und der interzellulären Flüssigkeit, die sich leichter verändern, weil sie nicht so „feststehend" sind. So sträuben sich (passen sich nicht leicht an) die Körperzellen gegen die neue interzelluläre Flüssigkeit. Es ist dieser Widerstand der Körperzellen gegenüber der Veränderung, der im allgemeinen die Ursache einer zeitweisen Verschlechterung des Zustandes bei den Leuten ist, die seit 4 Monaten bis zu einem Jahr makrobiotisch essen. Es ist dieselbe Art des Widerstandes, die wir im Streit der älteren, mehr etablierten Konservativen und den jüngeren, mehr flexiblen Radikalen, beobachten können.

Wenn eine solche Verschlechterung des Zustandes eintritt, neigen viele Leute dazu, zu glauben, es läge daran, daß die Makrobiotik nicht die richtige Ernährungsweise sei. Zu solcher Zeit ist ein klares Verstehen der Makrobiotik wichtig.

Wahres Vertrauen ist kein oberflächlicher Glaube (Credo) oder Aberglaube. Es ist das klare Verständnis von der Ein--heit (dem gesamten unendlichen Universum und allen seinen Manifestationen); wir sind Manifestationen der Ein-heit. Wir sind das Zentrum einer Spirale, die in der Leere beginnt und durch Yin und Yang, die Energie, die präatomaren Teilchen, die Elemente, die Pflanzen und die Tiere hindurchgeht - jede Stufe stellt eine Transformation der vorhergehenden dar. Diese Spirale ist eine festgefügte Folge. Licht, Luft, Wasser

und Nahrung sind um uns herum im Überfluß vorhanden. (Die Umweltverschmutzung kann beschrieben werden als eine Kontroll-
funktion der Ordnung des Universums gegenüber der Überbevölkerung - Gerechtigkeit). Licht, Luft, Wasser, Getreide, Landgemüse, Meeresgemüse, Bohnen, Nüsse, Fisch, Früchte, Salz
und tierische Nahrung stehen uns zur Verfügung, ungefähr in
dieser Reihenfolge; und dieses ist auch die ungefähre Reihenfolge, in der wir sie essen sollten, wenn wir gesund sein
wollen. Da uns die Makrobiotik eine vernünftige Reihenfolge
der Nahrungsmittel zeigt, ist es auch vernünftig, makrobiotisch zu essen. Wenn sich mein Gesundheitszustand verschlechtert, so ist das auf folgendes zurückzuführen:
(a) Einnahme von Giftstoffen und/oder Ausschreitungen,
(b) Widerstand der Körperzellen gegenüber der neuen interzel-
    lulären Flüssigkeit,
(c) unsachgemäße Anwendung der Makrobiotik.

Ohne ein solches Vertrauen können Sie möglicherweise von
einer Ernährungsweise zu einer anderen wandern, vergeblich,
und äußerst verwirrt werden. Jedoch werden Sie mit einem solchen Vertrauen (gesunder Menschenverstand) von einer zeitwei-
ligen Verschlechterung Ihres Zustandes nicht verwirrt oder
gestört werden.

Jedoch muß deutlich zwischen Vertrauen in die Makrobiotik
und Halsstarrigkeit und Sturheit unterschieden werden. Wenn
sich der Zustand eines Menschen fortlaufend verschlechtert,
so wäre er gut beraten, die Möglichkeit zu erwägen, daß seine Anwendung der Makrobiotik unsachgemäß ist, und jemandes
Rat zu suchen, dessen Urteilskraft klarer ist oder der mehr
Erfahrung in der Makrobiotik hat. Vielleicht ißt er nicht
genügend breit gefächert.

> „Glaube (Vertrauen) ist durchaus nicht ein
> Credo, sondern eine hellsichtige Schau der
> Ordnung des Universums. Er leuchtet durch
> alle endlichen, vorübergehenden und trüge-
> rischen Erscheinungen hindurch. Er wirkt
> sich aus als Liebe, die alles ohne Unter-
> schied umfängt ... Der Glaube ist das
> Größte im Leben."
> (*Das Wunder der Diätetik*/Ohsawa)

> „Da uns die Natur mit der Nahrung versorgt
> hat, die unserem Körper entspricht, können
> wir Gesundheit erreichen, indem wir sie er-
> kennen und gebrauchen. Das ist Makrobiotik,
> die Materialisierung der Ordnung der Natur
> bei unserem Essen und Trinken. Wenn wir be-
> wußt nach dieser Ordnung leben, kann Ge-
> sundheit folgen. Tun wir es nicht, so soll

eher die Krankheit das Ergebnis sein. Das
ist einfach, klar und praktisch. Es ist
Gerechtigkeit." (*Zen Macrobiotics*/Ohsawa)

8. Do-o-Raku

Do-o-Raku ist der japanische Ausdruck für das chinesische
Wort Tao, die Ordnung der Natur. Raku bedeutet „Genuß". Das
Tao genießen (in Dankbarkeit leben, zu jeder Zeit, wo immer
wir sind) ist Do-o-Raku. Wenn wir uns der unvoreingenommenen
absoluten Gerechtigkeit der Natur bewußt sind, so ist uns
klar, daß es nichts gibt, über das wir uns zu ärgern brauchen. In den Worten von Lin Chi: „Auf einen Schlag vergaß
ich all mein Wissen! Es gibt keinen Bedarf an irgendeiner
Schulung; denn, ich kann mich bewegen wie ich will, ich ma-
nifestiere stets das Tao!" Wenn wir das sehen, können wir
damit beginnen, unser Leben vollkommen zu genießen, indem
wir unendliche Freude und Dankbarkeit unter all denjenigen
verteilen, die wir treffen.

Interessanterweise bedeutet Do-o-Raku auch „Hobby". So
können wir sagen, daß Do-o-Raku bedeutet, unser Leben als
ein Hobby zu leben - was das ist, was es ist! Alles, was wir
tun, ist ein Spiel. Es spielt keine Rolle, ob wir „versagen"
oder „Erfolg haben". Solch ein Verständnis ist Nirvana -
ewiger Friede. In den Worten von Paramahansa Yogananda:
„Nimm die Erfahrungen des Lebens nicht zu ernst ... denn sie
sind in Wirklichkeit nichts weiter als Traum-Erfahrungen.
Spiele Deinen Teil im Leben, aber vergiß niemals, es ist nur
eine Rolle."

In ständiger, ekstatischer Freude leben, das ist Do-o-
Raku. Die dieses tun, heißen Do-o-Raku-Mono. Sind Sie ein
Do-o-Raku-Mono, sind Sie ein Makrobiot, was immer Sie
auch essen.

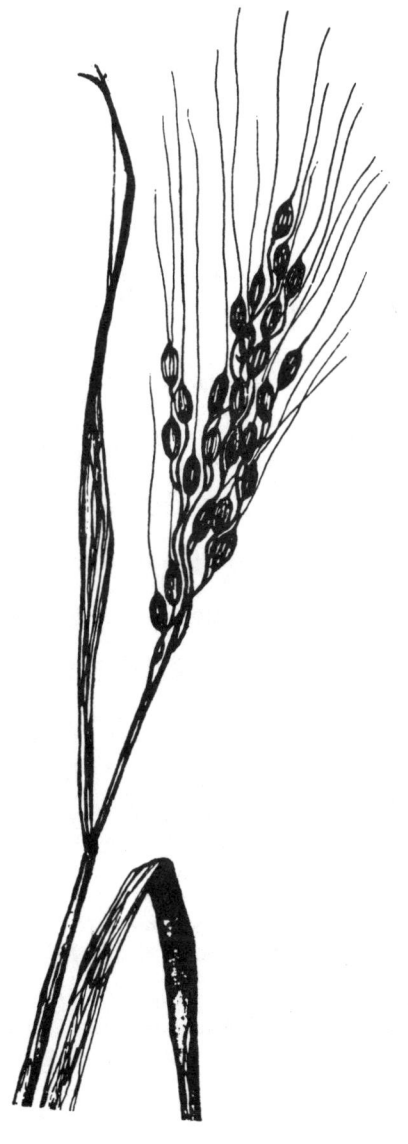

Das Vereinigende Prinzip:
12 dynamische Lehrsätze zur Beschreibung der Erschaffung und Funktionsweise der relativen Welt:

1. Die Ein-heit (unendliche Expansion) manifestiert sich selbst unaufhörlich, an jedem Punkt in jedem Augenblick, als Teile von sich selbst, die 2 Kräfte erschaffen: die Zentrifugalkraft (Ausdehnung) und die Zentripetalkraft (Zusammenziehung).

2. Wir nennen die Zentrifugalkraft „Yin" und die Zentripetalkraft „Yang".

3. Yin und Yang sind in fortwährendem Wandel begriffen jedes in das andere.

4. Am äußersten Punkt der Entwicklung erzeugt oder wird Yin Yang, und Yang erzeugt oder wird Yin.

5. Yin zieht Yang an, und Yang zieht Yin an.

6. Die Anziehungskraft zwischen Yin und Yang ist größer, wenn die Differenz zwischen ihnen größer ist, und kleiner, wenn sie kleiner ist.

7. Yin stößt Yin ab, und Yang stößt Yang ab.

8. Die Kraft der Abstoßung zwischen Yin und Yang ist kleiner, wenn die Differenz zwischen ihnen größer ist, und größer, wenn sie kleiner ist.

9. Yin und Yang, kombiniert in unendlicher Mannigfaltigkeit der Verhältnisse, erzeugen die Energie und alle anderen Phänomene, sichtbare und unsichtbare.

10. Kein Phänomen ist nur yin oder nur yang; alle Phänomene sind aus beiden, Yin und Yang, zusammengesetzt.

11. Kein Phänomen befindet sich in ausgeglichenem Zustand; alle Phänomene sind aus ungleichen Verhältnissen von Yin und Yang zusammengesetzt.

12. Alle Phänomene sind yang im Kern (Zentrum) und yin an der Oberfläche (Peripherie).

Die Ordnung des Universums: 7 dynamische universale Prinzipien, die die relative Welt und ihre Beziehung zur Einheit beschreiben:

1. Alle sichtbaren und unsichtbaren Phänomene sind Manifestationen der Ein-heit.

2. Alle sichtbaren und unsichtbaren Phänomene sind verschieden von allen anderen.

3. Alle sichtbaren und unsichtbaren Phänomene sind in fortwährendem Wandel begriffen.

4. Alle sichtbaren und unsichtbaren Phänomene haben einen Anfang und ein Ende.

5. Alle sichtbaren und unsichtbaren Phänomene haben eine Vorderseite und eine Rückseite.

6. Je größer die Vorderseite, desto größer die Rückseite.

7. Alle Gegensätze ergänzen sich.

Diese obigen Prinzipien sind alle dynamisch (dialektisch) - im Gegensatz zu der formalen Logik (des Aristoteles), die so statisch und starr wie eine Momentaufnahme ist und niemals das wirkliche Leben repräsentieren kann.

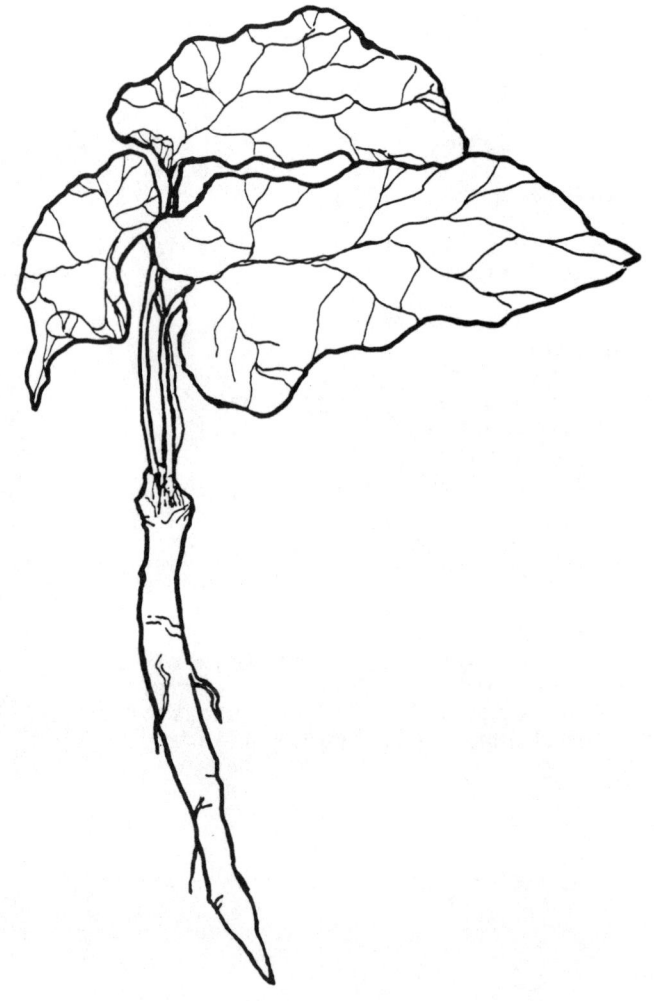

Nachtrag

Ein Gehilfe für AIDS

(An Aide to AIDS)

von Herman Aihara

(Anmerkung des Herausgebers: Dieser Artikel erschien in der November Ausgabe von GOMF News 1983, dem Mitteilungsblatt der George Ohsawa Macrobiotic Foundation, Oroville, USA. Wir gliedern ihn an das vorausgegangene Buch an, seiner Aktualität und des wichtigen Themas wegen)

Die Amerikaner sehen heute Krankheiten ins Gesicht, für die Heilmethoden, oder gar Ursachen, nicht gefunden worden sind - selbst mit der technologisch fortgeschrittenen medizinischen Forschung von heute nicht. Es handelt sich um Krebs, Herpes und AIDS. Da Heilung selbst auf weite Sicht nicht zu erwarten ist, und diese Krankheiten sich wie Epidemien verbreiten, stellen sie eine direkte Beeinflussung in Leben und Lebensstil der amerikanischen Öffentlichkeit dar. Viele Krebspatienten sind jetzt dabei, radikal ihre Ernährungsweise zu ändern, sogar zur Makrobiotik, die ja eine totale Veränderung der grundlegenden Essensregeln erfordert. Herpes und AIDS haben beide eine grundsätzliche Wirkung auf sexuelle Beziehungen.

„Die Wahrheit über das Leben in den Vereinigten Staaten in den 80er Jahren ist", sagt Dr. Kevin Murphy aus Dallas - einer der führenden Herpesforscher des Landes, „daß wenn Sie den Wunsch nach einer sexuellen Beziehung haben, Sie das Risiko eingehen müssen, Herpes zu bekommen." (*Time*, 2. August 1982)

Der Artikel fährt fort: „Eine geschätzte Zahl von 20 Millionen Amerikanern (etwa 10% der Bevölkerung) leiden heute unter genitaler Herpes, und so viel wie eine halbe Million neuer Fälle werden in diesem Jahr erwartet, nach Angaben des Center for Disease Control in Atlanta. Diese bemerkenswerten Zahlen schaffen Veränderungen bei den Sexualbräuchen wie auch der Partnerwerbung in Amerika".

Einmal in die Haut eingedrungen vermehrt sich Herpes rapide, indem sie zuerst ein brennendes, stechendes Gefühl hervorruft; sodann folgen Pusteln, Fieber und Kopfschmerzen. Einmal mit Herpes infiziert wird sie als eine lebenslange Angelegenheit betrachtet.

Time fährt fort: „Viele ‚Swinger' (Menschen mit häufig wechselnden sexuellen Kontakten) sind aufgrund von Herpes ausgeschieden. Ehefrauen halten lächelnd ihren Ehemännern Vorträge über die verheerenden Wirkungen der Krankheit, um sie zur Pflicht zu mahnen. Viele Herren mittleren Alters weigern sich, Verabredungen mit Frauen unter 30 zu treffen im Glauben, daß jüngere Leute eher Herpes haben könnten. Manche Ehen, und viele Beziehungen, enden im Streit und der schleichende Verdacht kommt auf, die Ursache sei in Herpes zu suchen. Wenn nur ein Partner Herpes hat, ist Wut ein schwerwiegender Faktor, und so ist das Gefühl überlastet. Der Herpes-Leidende stützt sich oft auf den Lebensgefährten und die schwankende Beziehung stürzt in sich zusammen."

Der Report im Magazin *Time* widmet sich drei volle Seiten der Tragödie und Plage Herpes. Er meint abschließend:„Bei all dem Elend, das sie gebracht hat, mag der unangenehme kleine Bazillus versehentlich eine Epoche einleiten, in der Sex sicherer mit Verbindlichkeit und Treue verknüpft wird."

Jetzt verändert eine weitere ernste Krankheit das Leben der Amerikaner - AIDS. AIDS ist dabei, epidemische Zustände unter Homosexuellen auszulösen, und ist eine weitere Warnung, daß man das universelle Gesetz verletzt.

Im alten China lebte eine schöne Hofdame namens Daki. Der Herrscher liebte sie so sehr, daß er ihr alles gab, was sie verlangte, selbst das Leben des königlichsten seiner Kammerherren. Da sie eine sehr egoistische Frau war, mochte sie die königlichen Samurai nicht, die ihre gewissenhaften Stellungnahmen dem Herrscher abgeben wollten. Sie verlangte, daß er solche Samurai entlassen oder töten sollte, und er befolgte ihre Wünsche. Das Resultat war, das Land wurde so schwach, daß ein Feind es sodann leicht zerstören konnte. Deshalb werden in China oder in Japan solche schönen aber egoistischen Frauen „Kei Koku" - eine, die das Land oder Männer zerstört - genannt.

Die Kei Koku in Amerika des zwanzigsten Jahrhunderts sind keine Frauen, sondern Männer. Homosexuelle machen Männer zu Opfern von AIDS.

Im Januar 1981 kam ein 31jähriger Dressman in die Notaufnahme des UCLA Medical Center mit einer Pilzinfektion in der Kehle, die so ernst war, daß sie fast vollständig die Speiseröhre blockierte. Dieses Symptom zeigte, daß sein Abwehrsystem sehr schwach war. Zwei Wochen später bekam er eine Lungenentzündung, wie sie nur im Falle von Lungenkrebs bekannt ist.

Wenige Monate danach tauchten zwei weitere Patienten mit einer ähnlichen Lungenentzündung auf. Dr. M.S. Gottlieb war verwirrt angesichts der Ungewöhnlichkeit der Symptome und der Tatsache, daß es sich bei allen um Homosexuelle handelte. Etwa zur gleichen Zeit bemerkte Dr. A. Friedman-Kien von der New Yorker Universität, daß mehrere seiner homosexuellen Patienten das gleiche geschwächte Abwehrsystem aufwiesen wie auch eine Kaposi-Geschwulst, einen seltenen Hautkrebs, gewöhnlich nur bei älteren Menschen festgestellt. Dr. Friedman-Kien telefonierte mit seinem Freund an der Universität des California-Medical-Center in San Franzisko und erfuhr, daß sich dort zwei homosexuelle Fälle mit der Kaposi-Geschwulst befanden.

Die Quote der AIDS-Opfer war im Juli 1983 auf 1,641 angestiegen und etwa 165 neue Opfer kommen nun pro Monat dazu, und die Zahlen zeigen steigende Tendenz.

„AIDS greift seine Opfer an, indem sie das Abwehrsystem ausschaltet", schrieb *Time* am 4. Juli 1983, „und überläßt sie wehrlos einer Unmenge von ‚opportunistischen' Infektionen. Eine seltene Form von Krebs oder Lungenentzündung (Pneumonie) wird ein tödlicher Eindringling, aber so verhält sich ein Pilz oder ein gewöhnlicher Virus. Bis jetzt gibt es keine Heilmethode bei AIDS und seine Ursache bleibt unbekannt." Diese verschiedenen Mikroorganismen, eingeschlossen eine Pilzart, sind ständig an verschiedenen Stellen im Körper vorhanden - was beachtenswert ist: in der Schleimhaut. Ein gesundes Abwehrsystem hält ihr Wachstum jedoch in Schach. Ein normales Abwehrsystem verfügt über zweimal so viele Helfer-T-Zellen, die den Aufbau von Antikörpern stimulieren, verglichen mit den Bremser-T-Zellen, die die Produktion von Antikörpern unterdrücken. In einem AIDS-Opfer ist dieses Verhältnis umgekehrt. Deshalb sind sie leicht angreifbar von Infektionen, und das Wachstum von unfreundlichen Mikroorganismen gerät außer Kontrolle.

Diese Aspekte erinnern mich an das Leben von Lachsen. Wenn die Lachse stromaufwärts schwimmen, um zu laichen, legen die Weibchen die Eier in das Flußbett, und ein folgendes Männchen versprüht seine Samen über die Eier. Nach Entleerung aller Eier und Samen bleiben beide, Männchen und Weibchen, in extreme Yinzustand zurück und verlieren ihre Abwehrkräfte. Das Resu'

Ein Gehilfe für AID

tat dieser Schwächung ist das Pilzwachstum überall in ihrem Körper, und binnen kurzem sind sie vollständig verwest. AIDS-Opfer erfahren eine ähnliche Lage, teilweise als Resultat davon, häufiger Verkehr zu haben als ihr Zustand erlaubt. So schreibt auch das Magazin *Time* am 4. Juli 1983: „Das durchschnittliche AIDS-Opfer hatte 60 verschiedene Sexualpartner innerhalb der vergangenen 12 Monate." Bei solch häufiger sexueller Betätigung verlieren sie eine Menge Samen, die eine Transformation des Blutes darstellen. Im Übermaß schwächt dieses das Blut und läßt in ihnen einen extremen Yinzustand entstehen, es sei denn, sie sind sehr yang zu Beginn. Sie verlieren die Kraft ihres Abwehrsystems, was dann Pilzen und anderen schädlichen Organismen erlaubt, sich zu entwickeln. Die Opfer haben ihre Yangenergie erschöpft.

Jedoch ist der Verlust von zuviel Samen nicht die einzige Ursache. Das Erhalten von Samen, wie im Falle eines passiven Partners, kann ebenso zu AIDS führen. Der Grund dafür ist einfach. Der Samen ist äußerst yin, er macht das Ei empfänglich. Sodann wächst das Ei dreimilliardenfach in neun Monaten. Diese Fähigkeit, Expansion zu erzeugen, illustriert die enorme Yinqualität des Samens.

Homosexuelle passive Partner empfangen diese yinbetonten Samen in den Gedärmen, wo sie direkt vom Blutstrom aufgenommen werden. Sie machen das Blut sehr yin. Das wiederum bewirkt, daß der Betreffende die Kraft seines Abwehrsystems verliert.

Die Verhinderung von AIDS ist leicht. Man muß sein Blut bei starker Qualität halten durch richtige Ernährung und angemessenen Lebensstil sowie seine sexuellen Beziehungen seinem Zustand entsprechend regeln.

Weitere empfehlenswerte Schriften

Abehsera,Michel: *Das makrobiotische Kochbuch* – Scherz 1980.
Acuff,Steve: *Das makrobiotische Gesundheitsbuch* – Goldmann 1989.
Aihara,Cornellia: *Die Hohe Kunst des makrobiotischen Kochens (Ryori-Do)* – Mahajiva 1989.
Aihara,Herman: *Milch, ein Mythos der Zivilisation* – Mahajiva 1985.
——: *Säuren & Basen (Synthese aus dem westlichen Säure/Base-Modell und dem östlichen Yin/Yang-Prinzip)* – Mahajiva 1988.
Akizuki, Dr.med. Tatsuichiro: *Nagasaki 1945 (Schutz vor Radioaktivität durch makrobiotische Lebensweise)* – Ost-West-Bund 1989.
Benedict,Dirk: *Kamikaze Cowboy* – Mahajiva 1990.
Bradford,Peter+Montse: *Das makrobiotische Algen-Kochbuch* – Mahajiva 1987.
Carrel,Alexander: *Man The Unknown* – Universe Books 1961.
Chang,Jolan: *Das Tao der Liebe* – Rowohlt 1978.
Clausnitzer,Ilse: *Wegweiser in die Makrobiotik* – Drei Eichen 1957.
Dschuang Dsi: *Das wahre Buch vom südlichen Blütenland* – Diederichs 1969.
Fiedeler,Frank: *Die Wende* – Kristkeitz 1976.
——: *Die Monde des I-Ging* – Diederichs 1988.
Fukuoka,Masanobu: *Der große Weg hat kein Tor* – Pala 1985.
——: *Rückkehr zur Natur* – Pala 1987.
——: *In Harmonie mit der Natur* – Pala 1988.
Goetz,Rolf: *Kochen mit Meeresgemüse* – Bruno Martin 1986.
de Graaf,Marian+Erik: *Makrobiotisch für mich* – Pala 1986.
Haberl,Gerlinde: *Ganz* – Kristkeitz 1983.
Hook,Diana ffarington: *I-Ging für Fortgeschrittene* – Diederichs 1983.
I-GING (Übersetzung Richard Wilhelm;Gesamtausgabe) – Diederichs 1956.
Kervran,Prof.Louis: *Biological Transmutations* – Swan House 1972.
Kornhofer,Roman: *Kochen nach dem Weg der Natur* – East West Foundation Öst.
Kungfutse: *Gespräche (Lun Yü)* – Diederichs 1955.

Kushi,Aveline: *Mit Miso kochen* - Pala 1986.
——: *Aveline Kushi's großes Buch der makrobiotischen Küche* - Ost-West-Bund 1987.
Kushi,Michio+Aveline: *Natürliche Schwangerschaft und Säuglingspflege mit Makrobiotik* - Ost-West-Bund 1989.
——: *Kinder- und Familiengesundheit durch Makrobiotik* - Ost-West-Bund 1989.
——: *Das große Buch der makrobiotischen Ernährung und Lebensweise* - Ost-West-Bund 1988.
Kushi,Michio: *Makrobiotik - Weg der Natur* - Macrovita 1979.
——: *Seminarreport Vaumarcus 1979 (Die physische geistige spirituelle Gesundheit durch die Makrobiotik)* - Mahajiva 1984.
——: *Ost-West-Makrobiotik-Studien Vol.1-12* - Ost-West-Bund 1984-86.
——: *Das Buch der Makrobiotik* - Bruno Martin 1987.
——: *Das Dō In-Buch* - Bruno Martin 1980.
——: *Natürliche Heilung mit Makrobiotik* - Ost-West-Bund 1981.
——: *Dein Gesicht lügt nie: Einführung in die fernöstliche Diagnose* - Mahajiva 1986.
——: *Handbuch der fernöstlichen Diagnose* - Ost-West-Bund 1988.
——: *Orientalische Diagnose* - Pala 1986.
——: *Die makrobiotische Antwort auf Krebs* - Mahajiva 1989.
——: *Die Kushi-Diät (Cancer Prevention Diet)* - Droemer Knaur 1984.
——: *Die makrobiotische Hausapotheke (Nahrungsmittel in medizinischer Anwendung)* - Ost-West-Bund 1985.
——: *Der makrobiotische Weg* - Hermann Bauer 1986.
——: *Neun Sterne Ki Astrologie* - Ost-West-Bund 1988.
——: *Makrobiotik: Der Weg zu Frieden und Harmonie* - Scherz 1988.
——: *Die Dimensionen der Ehe* - Mahajiva 1986.
Langre,Jaques de: *Dō In 2* - Plejaden 1981.
Lao Shin,Mayli: *Glücklich Mutter werden und sein* - und
Lao Shin,Zeané: *Ein Weg unter vielen (Daotschia Vol.1-9)* - East West Foundation Österreich.
Lao Tse: *Tao Te King* - Diederichs 1978.
Laridon/Maes: *Makrobiotisch kochen* - Goldmann 1983.
Liä Dsi: *Das wahre Buch vom quellenden Urgrund* - Diederichs 1967.
Lorenz/Virag: *Der Weg zur Naturkost* - East West Foundation Österreich.
Marn,Gabriel G.: *Ein Weg - ein Ausweg?* - Ost-West-Bund 1984.
——: *Tinili, die glückliche Insel* - Mahajiva 1989.
——: *Hunzavolk, Botschaft vom Dach der Welt* - Ost-West-Bund 1989.
Masunaga,Shizuto: *Heilung durch Shiatsu* - Scherz 1985.
Mendelsohn,Dr.med.Robert S.: *Trau keinem Doktor! Bekenntnisse eines medizinischen Ketzers* - Mahajiva 1988.
——: *Männermacht Medizin (Male Practice)* - Mahajiva 1989.
——: *Wie Ihr Kind gesund aufwachsen kann,trotz ärztlicher Behandlung* - Mahajiva 1990.
Morishita,Dr.med.Kieichi: *Krebs ist nicht unheilbar (Die verborgene Wahrheit des Krebses)* - Mahajiva 1986.
Muramoto,Noboru: *Heile Dich selbst* - Hugendubel 1980.
——: *Natürliche Immunität und Makrobiotik: Einblick in die Zusammenhänge zwischen Ernährung und AIDS* - Mahajiva 1989/90.
Nakamura,Jiro: *Makrobiotische Ernährungslehre nach Ohsawa* - Ohsawa-Zentrale.

Ohsawa,Lima: *Das Lima Ohsawa Kochbuch* — Hugendubel 1980, = *Rezepte für die makrobiotische Küche* — Otto Maier 1987.
Ohsawa,Georges: *Kurzer Abriß der Medizin des Fernen Ostens* — Ohsawa-Zentrale 1957.
——: *Das Wunder der Diätetik* — Ohsawa-Zentrale.
——: *Zen Makrobiotik* — Franz Thiele 1982.
——: *Das Einzige Prinzip der Philosophie und der Wissenschaft des Fernen Ostens* — Mahajiva 1989/90.
——: *Lebensführer Makrobiotik (Handbuch)* — Mahajiva 1987.
——: *Die fernöstliche Philosophie im nuklearen Zeitalter* — Franz Thiele.
——: *Krebs und die fernöstliche Philosophie der Medizin* — Ohsawa-Zentrale 1972.
——: *Jack und Mitie im Occident* — Ohsawa-Zentrale.
——: *Praktischer Leitfaden der makrobiotischen Heilkunde* — Ohsawa-Zentrale.
——: *Auch Sie sind Sanpaku* — Mahajiva 1989.
——: *Leben und Tod* — Mahajiva 1984.
——: *Akupunktur-Buch* — Ohsawa-Zentrale.
——: *Rauchen,Marihuana und Drogen* — Mahajiva 1985.
——: *Das Buch vom Judo* — Mahajiva 1988.
——: *Clara Schumann und die Dialektik des Einzigen Prinzips* — Mahajiva 1990.
——: *Gandhi — ewige Jugend* — Mahajiva 1990.
Patzelt,Ljerka: *Krebs ist kein Feind* — Ost-West-Bund 1986.
Sams,Craig+Ann: *Köstliche Naturreisrezepte* — Carussell 1984.
Sattilaro,Dr.med.Anthony J.: *Rückruf ins Leben (Die Geschichte meiner Krebs-Heilung)* — Mahajiva 1985.
——: *Gesundes Leben — auf natürliche Weise (die praktischen Hinweise..)* — Mahajiva 1987.
Sherill/Wen Kuan Ku: *Astrologie des I-Ging* — Diederichs 1982.
Simon,Paul: *Makrobiotik auf der Speisekarte* — Mahajiva 1988.
Wilhelm,Hellmuth: *Sinn des I-Ging* — Diederichs 1972.
Wöllner,Anneliese: *Das Makrobiotik-Dessert-Buch* — Ost-West-Bund 1986.
——: *Das Makrobiotik-Snack-Buch* — Ost-West-Bund 1989.
Yamamoto,Shizuko: *Barfuß-Shiatsu* — Ost-West-Bund 1989.

*** *** *** ***

DAS GROSSE LEBEN — Makrobiotik-Magazin — Ost-West-Bund, seit 1986 vierteljährlich jeweils zu Jahreszeitenbeginn. Mit aktuellem Terminkalender und Adressenverzeichnis aller deutschsprachigen Makrobiotik-Einrichtungen.

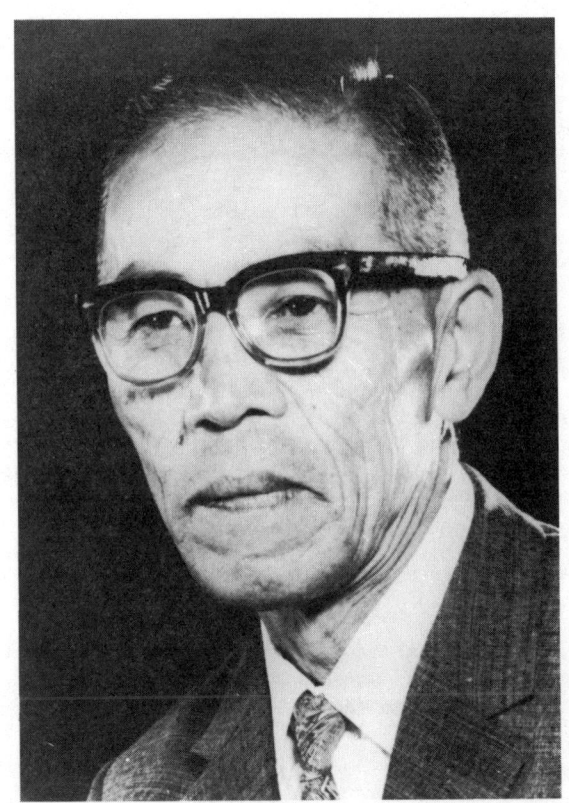

Georges Ohsawa

Informationen über Makrobiotik

Mittlerweile gibt es zahlreiche unterschiedliche Initiativen zur Verbreitung
der Makrobiotik, so daß an immer mehr Orten im deutschsprachigen Raum
Informationen und Lehraktivitäten angeboten werden.

In dem überregionalen Makrobiotik-Magazin DAS GROSSE LEBEN (D-66333 VK-
Lauterbach), welches jeweils zum Jahreszeitenbeginn erscheint, wird regelmäßig ein umfassender Terminkalender inklusive Adressenliste veröffentlicht,
d.h. eine aktuelle Übersicht über alles, was zum Thema Makrobiotik an Aktivitäten und Veranstaltungen in der deutschsprachigen Region stattfindet.

Um Gelegenheit zu einer ersten Anlaufstelle zu geben, im folgenden einige
wenige, willkürlich ausgewählte Adressen. Bitte beachten Sie, daß einzelne
Stellen nicht repräsentativ für das breitgefächerte Spektrum der Makrobiotik
sein können!

Makrobiotik in Berlin e.V.
Schusthrusstr. 26
D-10585 Berlin
Tel. 030/341 28 88

Ost-West-Zentrum HH e.V.
Möllner Str. 100
D-21514 Büchen
Tel. 04155/55 81, Fax 6357

Makrobiotik-Buchversand
Am Blick 4 c
D-48366 Holthausen/Laer
Tel. 02554/88 92, Fax 89 19

Makrobiotik-Zentrum Sonnenblume
Bergisch-Gladbacher-Str. 968
D-51069 Köln (Dellbrück)
Tel. 0221/680 25 22, Fax 68 64 07

Familie Lilienthal
Insterburger Str. 7
D-63486 Bruchköbel
Tel. 06181/7 14 38

Arbeitskreis natürliche Lebensweise
Schumannstr. 44
65193 Wiesbaden
Tel. 0611/522 942

Eva's Lehrküche + Seminarzentrum
Dossenheimer Landtsr. 84
D-69121 Heidelberg-Handschuhsheim
Tel. 06221/40 08 58, Fax 40 98 43

Terre et Partage
Makrobiot. Vereinig. im Elsaß e.V.
6, place de l'église
F-67140 Reichsfeld
Tel.+Fax 03.88.85.56.63

Naturgarten
Hauptstr. 254
A-8462 Gamlitz
Tel.03453/48460, Fax 4776

(Stand 09/97)